临床麻醉与手术室护理

主编　张小云　田梅蕾　殷振　孙启坤　谢娟　杨春迎

上海科学技术文献出版社

图书在版编目（CIP）数据

临床麻醉与手术室护理 / 张小云等主编. -- 上海 : 上海科学技术文献出版社，2024. -- ISBN 978-7-5439-9114-9

Ⅰ. R614；R472.3

中国国家版本馆 CIP 数据核字第 2024JC1577 号

责任编辑：王　珺

临床麻醉与手术室护理
LINCHUANG MAZUI YU SHOUSHUSHI HULI
张小云　田梅蕾　殷　振　孙启坤　谢　娟　杨春迎　主　编
出版发行：上海科学技术文献出版社
地　　址：上海市长乐路746号
邮政编码：200040
经　　销：全国新华书店
印　　刷：北京兰星球彩色印刷有限公司
开　　本：787*1092　1/16
印　　张：13.5
字　　数：18万字
版　　次：2024年7月第1版　2024年7月第1次印刷
书　　号：ISBN 978-7-5439-9114-9
定　　价：148.00元
http：//www.sstlp.com

《临床麻醉与手术室护理》
编委会

主　编

张小云　枣庄市妇幼保健院
田梅蕾　枣庄市立医院
殷　振　滕州市中心人民医院
孙启坤　枣庄市立医院
谢　娟　枣庄市立医院
杨春迎　枣庄市立医院

副主编

孙中莎　枣庄市峄城区中医院
马永征　滕州市中医医院
孙艳侠　枣庄市立医院
李　静　枣庄市立医院
李　涛　枣庄市立医院
刘晓燕　枣庄市妇幼保健院

前　言

在医疗技术日新月异的今天，临床麻醉与手术室护理作为医疗实践中的重要组成部分，其专业性和复杂性日益凸显。它们不仅是保障患者手术安全、促进术后恢复的关键环节，也是衡量医疗机构整体医疗水平和服务质量的重要标志。因此，编写一本全面、系统且实用的《临床麻醉与手术室护理》书籍，对于提升麻醉医师与手术室护理人员的专业素养，优化患者围术期管理，具有不可估量的价值。本书旨在为读者提供一个涵盖临床麻醉与手术室护理全貌的知识平台，既注重理论基础，又强调实践操作，力求做到理论与实践相结合。在内容编排上，我们精心设计了两个核心部分：临床麻醉与手术室护理，以期全方位覆盖这一领域的关键知识点。在临床麻醉部分，本书深入探讨了临床常用的麻醉技术及各科室特定麻醉方案，同时，针对麻醉并发症的预防措施进行了详尽分析，为减 少麻醉风险、提高麻醉质量提供了有力支持。 在手术室护理部分，书中对手术室安全管理、感染控制策略进行了深入探讨，旨在构建一个安全、高效的手术室环境。同时，结合临床各科室的特点，本书还详细介绍了不同科室手术室护理的手术配合与术中护理，为手术室护理人员提供了针对性的指导。《临床麻醉与手术室护理》一书是麻醉医师、手术室护理人员以及相关专业学生不可或缺的参考书 籍。

目　录

第一章 产科麻醉

产科麻醉虽然在技术上并不复杂，但其风险却相对较高。妊娠期间，孕妇的生理发生了明显的变化，对产科麻醉会直接或间接地产生影响，严重时甚至危及孕妇生命；麻醉的技术和药物也会对孕妇和胎儿产生不同程度的影响；妊娠合并的一些疾病以及剖宫产的相关并发症使麻醉风险大增。因此，麻醉医师不仅要提供良好的麻醉以使手术顺利进行，更要保障孕妇和婴儿的安全。行产科麻醉时，麻醉医师必须熟悉一些基本的相关知识，如妊娠期间孕妇生理的改变，各种药物对胎儿的直接或间接的影响，各种麻醉方法在产科麻醉中的利与弊等等。

【生理】

1. 呼吸系统的改变：在怀孕期间，孕妇肺功能最明显的变化是功能氧气量的变化。在妊娠期间，功能残气量减少了 15%～20%。这主要是由于子宫增大导致膈肌上抬所致。功能残气量的减少使孕妇氧的储存能力明显减少。补呼气量和残气量减少约 20%，潮气量增加 40%，而肺总量基本保持不变。孕妇腹式呼吸减弱，主要以胸式呼吸为主，因此全身麻醉时注意避免抑制胸式呼吸，硬膜外阻滞时平面不宜过高。

孕妇氧耗比非妊娠妇女增高约 20%，这是因为孕妇本身代谢增加以及

胎儿的需求。储氧能力的减少和氧耗的增加使孕妇更容易发生缺氧，因此麻醉时应保障孕妇充足的供氧。孕妇的每分通气量增高约 50%，这主要是由于潮气量的增加，心率增快也有一定的作用。通气量增加使 $PaCO_2$ 减至约 32 mmHg，但动脉血的 pH 值维持正常，这是由于血液中碳酸氢盐代偿性的减少所致。动脉血氧分压轻度增高，氧合血红蛋白离解曲线右移，这有利于氧在组织的释放。

在分娩期间，特别是第一和第二产程，由于疼痛难忍，孕妇的每分通气量和氧耗剧增。比非妊娠妇女增高约 300%，导致孕妇低二氧化碳血症（$PaCO_2$ 降至 20 mmHg 或更低）。pH 值升高（pH>7.55）。呼吸性碱中毒可使血管收缩，影响胎儿血液供应。另外，在宫缩的间歇期，由于疼痛缓解，血中低 $PaCO_2$ 可使孕妇呼吸减弱，可导致缺氧，对孕妇和胎儿不利。硬膜外分娩镇痛可有效地消除分娩疼痛，消除过度通气，降低氧耗，有利于孕妇和胎儿。

在怀孕期间，孕妇呼吸道黏膜的毛细血管都处于充血状态，更易引起出血和水肿。因此.全身麻醉气管内插管时操作务必要熟练、轻柔，避免反复操作，孕妇气管导管的口径比非妊娠妇女要小（6.5～7.0 mm）。

2.心血管系统的改变：怀孕期间，孕妇心排血量逐渐增加，至足月时增高 30%～40%，这是由于心脏起搏量增加以及心率增快所致。孕妇外周循环的阻力降低，因此动脉压维持不变。孕妇血容量显著增加，足月时增加 35%～40%，但孕妇红细胞计数降低，这是因为血浆的增长速度要明显高于红细胞，导致相对性的贫血。尽管血液被稀释，但妊娠妇女的循环系统却处于高凝状态，这是由于因子Ⅶ、Ⅷ、Ⅹ以及血浆纤维蛋白原增加所致。

虽然孕妇循环的血容量增加，但孕妇处于平卧位时却容易发生低血压。增大的子宫压迫下腔静脉导致回心血量减少，从而导致低血压的发生。增大的子宫也可压迫腹主动脉，使子宫的血供减少，对胎儿不利。

临产时有许多因素可增加心脏和循环的负荷。第一产程时子宫收缩可使回心血量明显增加，心排血量可暂时增加 20%左右，第二产程时孕妇屏气动作可使腹内压显著升高，增加回心血量，加重心脏负担。同样，剖宫产时孕妇循环系统也会发生明显的波动。胎儿取出时，腹腔压力骤减，大量血液聚集于腹腔，使回心血量骤减，导致血压明显降低；子宫收缩后大量的血液又被挤回心脏，使心脏负荷加重。心血管功能良好的孕妇一般可良好耐受这种循环波动，但对于原本就有心脏病的孕妇，各种并发症发生的概率明显增加，如心衰、肺水肿等。因此，行剖宫产时麻醉医师应严密监测血流动力学的改变。积极处理。

3. 神经系统的改变：无论是硬膜外阻滞或全身麻醉，孕妇对麻醉药物的需要比非妊娠妇女要低。在腰麻或硬膜外阻滞中，较少量的局麻药就可达到理想的平面。一般认为，由于妊娠妇女腹腔压力增大，硬膜外静脉怒张，从而使硬膜外和蛛网膜下腔的间隙减小，导致局麻药的用量减少。但也有人认为，局麻药用量的减少是由于孕妇的神经纤维对局麻药的敏感性大大增加所致。

动物实验证明，全身麻醉时妊娠动物对吸入全麻药的需要量比非妊娠动物减少可达 40%，另有研究证明妊娠妇女吸入全麻药的最低肺泡有效浓度（MAC）明显减低。有人认为这是妊娠时孕妇体内各种激素水平发生了改变所致。还有人认为，孕妇吸入麻醉药的 MAC 的减低是由于孕妇内啡肽系统发生了改变，导致孕妇对疼痛的忍受力增加所致。

总之，无论是硬膜外阻滞或全身麻醉，孕妇对各种麻醉药的敏感性增加，应适当减少药量。

4. 其他系统的改变：在怀孕期间，由于胎盘分泌的促胃酸激素的水平升高，孕妇胃酸的分泌增加。由于受增大的子宫的挤压，胃排空能力减弱。另外分娩时的疼痛、焦虑也会明显影响胃的排空能力。临床试验证实，在分娩孕妇进食后 8～24 小时行超声检查，发现 41%的孕妇胃内还存留固体食物，而非妊娠妇女进食后 4 小时胃内就找不到固体食物。另外。妊娠妇女的胃内压增加，而下端食管括约肌压力降低。所有这些都增加了反流、误吸的危险性。因此，对于剖宫产计划手术，应按要求严格禁食；而对于急症手术，麻醉前都应按饱胃进行准备。

在内分泌方面，孕妇促甲状腺激素、甲状腺激素分泌增多，机体基础代谢率增加。血清皮质醇浓度增加，说明孕妇肾上腺皮质激素处于功能亢进状态。

孕期肾素-血管紧张素一醛固酮系统分泌量增加，高-肾素活性和高醛固酮可抵消大量孕酮所致的排钠利尿及肾小球滤过率增高，起防止发生负钠平衡及血容量减少的代偿作用。

【药理】胎盘膜和血－脑屏障一样都是脂质屏障，由磷脂构成，具蛋白质性质。凡脂溶性高、分子质量小、电离度小的物质均易通过胎盘。绝大多数麻醉药物都可以被动扩散的方式通过胎盘，很多因素都可影响药物的扩散速度。包括胎盘两侧的药物浓度差，膜的厚度以及扩散面积，子宫以及脐静脉的血流速度；药物的因素包括分子质量的大小（<500 U），高脂溶性，低蛋白结合率，低离解度。几乎所有的麻醉、镇痛、镇静药的分子质量<500 U，都有相对较高的脂溶性，部分药物不离解和有不完全的蛋白结合率，因此都会有少量的药物迅速通过胎盘。而对于神经肌肉阻滞药，包括去极化和非去极化肌松药，都因低脂溶性和高离解度而不易通过胎盘，因此对胎儿影响不大。

胎儿肝脏的质量为体重的 4%，肝内的细胞色素 P_{450}、NADH 细胞色素 C 还原酶、葡糖醛酸转移酶等的活性与成人无显著性差异，因此胎儿肝脏具有较强的代谢功能，可以代谢绝大多数的麻醉药。从胎盘经脐静脉进入胎体的药物，大部分被肝脏代谢，其余被胎儿体循环的血液稀释，真正到达脑组织的药物浓度极低。因此，少量的麻醉药进入胎体不会对胎儿造成严重影响。但是应当避免大剂量反复用药，因为胎儿代谢能力毕竟有限。

1. 麻醉性镇痛药：

（1）哌替啶：哌替啶在产科麻醉中较常用，一般肌注 50～100 mg 或静注 25～50 mg，有较好的镇痛效果。最强的镇痛效应出现在肌注后 40～50 分钟或静注后 5～10 分钟，作用时间一般为 3～4 小时。哌替啶对新生儿有一定的抑制作用，可导致新生儿呼吸抑制、Apgar 评分以及神经行为能力评分降低。哌替啶的抑制程度和用药的剂量、给药一胎儿娩出的时间有明显的相关性。研究证明，在胎儿娩出前 1 小时内或 4 小时以上给常规剂量的哌替啶。新生儿的抑制程度和没有用药的新生儿没有差别。

（2）芬太尼：可迅速通过胎盘，其产科麻醉或镇痛的常用剂量为肌注 50～100 μg 或静注 25～50 μg，静注后 3～5 分钟作用达高峰，维持时间 30～60 分钟。研究证明，在剖宫产手术时，胎儿娩出前 15 分钟以内静脉用常规剂量的芬太尼，没有发现对新生儿有明显的不良影响。芬太尼最常用于硬膜外分娩镇痛，低浓度的局麻药复合小剂量的芬太尼从硬膜外给药，镇痛效果良好且对母婴无不良影响，在临床上应用很广。

（3）吗啡：因为胎儿的呼吸中枢对吗啡极为敏感，因此常规剂量的吗啡就会造成胎儿明显的呼吸抑制，现在吗啡基本上已被哌替啶、芬太尼等药取代。

（4）布托啡诺和纳布啡：这是两种合成的阿片受体激动一拮抗药，布托啡诺 2 mg、纳布啡 10 mg 对呼吸的抑制作用和吗啡 10 mg 的作用相当。但再增大剂量，呼吸抑制的作用并不随着剂量的增大而增加。这两种药的临床剂量可引起胎心的改变，和上述阿片类对比，没有研究证明这两种药有什么特别的优点。

2. 非麻醉性镇痛药：曲马朵主要作用于 μ 受体，镇痛效价约为吗啡的 1/10，其对呼吸、循环的影响轻微。曲马朵起效稍慢，但镇痛时间长，可维持 4～6 小时，因此适合于分娩镇痛的孕妇。分娩时，曲马朵 100 mg 静脉单次应用，对母婴没有明显不良影响。

3. 局部麻醉药：产科麻醉和镇痛最常用的局麻药有 3 种：利多卡因、丁哌卡因及罗哌卡因。利多卡因多用于剖宫产的麻醉，1.5%～2%的利多卡因用于硬膜外阻滞，对母婴安全有效。而丁哌卡因和罗哌卡因更常用于分娩镇痛。

（1）丁哌卡因：是一种长效的局麻药，低浓度时有明显的运动一感觉神经阻滞分离的特点，因此较早地应用于分娩镇痛。丁哌卡因具有较高的蛋白结合率，胎盘的转运率较低（脐血和母血的浓度比为 0.3 左右），从硬膜外进入母血的布比卡因只有极少量进入胎儿。因此，临床常用的低浓度丁哌卡因用于分娩镇痛，对胎儿没有影响。现在临床上分娩镇痛常用的丁哌卡因的浓度为0.07%～0.125%丁哌卡因+1～2μg/ml的芬太尼，对运动神经影响轻微，且对产程影响小，对母婴安全可靠。

关于丁哌卡因的心脏毒性，研究证明丁哌卡因的心脏毒性大于利多卡因，且丁哌卡因引起的心搏骤停很难复苏。既往的资料表明，当使用较高浓度的丁哌卡因（0.5%～0.75%）进行产科麻醉时，孕妇发生心脏毒性反应的可能性增大。布比卡因发生心脏毒性的机制和利多卡因一样，都是阻滞心脏的钠通道，不同的是丁哌卡因和心脏钠通道的结合更持久.不容易解离。回顾性调查表明，丁哌卡因的心脏毒性反应大多数都发生于产科麻醉的病人，这可能是因为孕妇硬膜外血管怒张，导致局麻药的吸收速度加快，及硬膜外导管误入血管的概率增加。因此，剖宫产的硬膜外阻滞一般很少选用丁哌卡因。

（2）罗哌卡因：基本结构和丁哌卡因相同，低浓度镇痛时运动一感觉神经阻滞分离的特点更明显。和丁哌卡因相比，罗哌卡因的代谢速度快，蛋白结合率更高，脂溶性较低，而胎盘的转运率相似。因此，从母血进入胎儿的药量少于丁哌卡因，且在胎儿中存留的时间短，相对布比卡因更为安全。罗哌卡因最常用于硬膜外分娩镇痛，其浓度和丁哌卡因相似，一般为0.07%～0.125%罗哌卡因+1～2μg/ml的芬太尼，以0.1%罗哌卡因+1μg/ml的芬太尼最为常用，其对运动神经的影响比丁哌卡因更小，对母婴安全可靠。

罗哌卡因的心脏毒性大于利多卡因，但小于丁哌卡因，且清除速度更快。因此，罗哌卡因的安全剂量明显大于布比卡因。两药用于分娩镇痛效果相当，丁哌卡因对运动神经阻滞程度可能略大于罗哌卡因。由于现在分娩镇痛中使用的局麻药浓度都很低，所以两药对母婴都没有明显的不良影响，都广泛应用于硬膜外分娩镇痛。

4. 全身麻醉药：

（1） 硫喷妥钠：是产科最常应用的全麻诱导药。临床研究表明，全身麻醉时用硫喷妥钠 4～7 mg / kg 诱导，对新生儿并没有明显的影响。虽然硫喷妥钠可迅速通过胎盘，但临床检测胎儿脑血硫喷妥钠的浓度却并不高，因为进入胎儿的硫喷妥钠绝大部分被胎儿肝脏代谢或被胎儿体循环的血液稀释。

（2）氯胺酮：可迅速通过胎盘，但静脉用氯胺酮 1～1.5 mg / kg 对胎儿没有明显影响。有报道静脉用氯胺酮 2 mg/kg 以上对胎儿产生了呼吸抑制，因此，产科麻醉一般不超过 2 mg/kg。氯胺酮有交感兴奋作用，故高血压的孕妇禁用。

（3）丙泊酚：可用于产科麻醉诱导和麻醉维持。诱导时，丙泊酚 2.0～2.5 mg/kg 和硫喷妥钠 4～5 mg/kg 效果相同，对新生儿都没有明显的抑制作用，母亲低血压的发生率较低。

（4）依托咪酯：0.3 mg/kg 可用于孕妇的麻醉诱导，但插管反应较强，新生儿评分和硫硫喷妥钠相似。依托咪酯可用于血压低、心血管功能较差的孕妇。

（5）肌松药：在临床剂量下。无论是去极化肌松药还是非去极化肌松药都可安全地应用于产科麻醉，因为各类肌松药都具有高度的水溶性和高离解度，因此都不容易通过胎盘，因此对胎儿没有影响。

（6）氧化亚氮：除用于分娩镇痛外，还经常用于产科麻醉的维持。氧化亚氮具有较强的镇痛作用，可迅速通过胎盘，对母婴无明显的不良影响。氧化亚氮可促进子宫的收缩，使收缩力和频率均增加，对母亲有利。当然，当使用高浓度的氧化亚氮时，应警惕缺氧的发生。氧化亚氮的麻醉作用较弱，不能单独用于麻醉维持，必须复合其他吸入麻醉药。

（7）氟烷、恩氟烷和异氟烷：氟烷对宫缩的抑制作用较强，恩氟烷和异氟烷次之。因此如果剖宫产麻醉维持用高浓度的上述麻醉药，会明显地抑制宫缩，导致胎儿取出后子宫收缩不良，增加手术出血量。因此，剖宫产的麻醉维持最好使用较高浓度的氧化亚氮复合低浓度的恩氟烷或异氟烷。临床研究表明，50%的氧化亚氮复合低浓度强效的麻醉药（0.5%氟烷或<1%的恩氟烷、异氟烷），麻醉效果较好，对子宫收缩的影响轻，对新生儿没有明显的影响。

【麻醉实施】

1.剖宫产：

（1）麻醉选择：在产科麻醉时，麻醉医师必须选择对母亲安全舒适、对新生儿影响小并能给产科医生提供良好的手术条件的麻醉方法。常用的麻醉方法如硬膜外阻滞、腰麻、腰麻一硬膜外联合阻滞、全身麻醉。

1）硬膜外阻滞：是剖宫产手术的首选麻醉方法，其麻醉效果良好，麻醉平面和血压较容易控制，对母婴安全可靠。穿刺点选择 L1～L2 或 L2～L3 间隙，麻醉药一般选择 1.5%～2%利多卡因或 0.5%丁哌卡因，麻醉平面应达到 T8 左右。硬膜外用药剂量可比非孕妇减少 1/3。

为预防子宫压迫下腔静脉，导致仰卧位低血压综合征的发生，产妇最好采用左侧倾斜 30° 体位，或垫高产妇右髋部，使之左侧倾斜 30° 这样可减轻巨大子宫对腹后壁大血管的压迫。麻醉前应常规开放静脉.给予预防性输液。孕妇硬膜外血管处于怒张状态，穿刺置管应小心，以免误入血管。

2）腰麻和腰麻一硬膜外联合阻滞（CSE）：传统的腰麻目前在临床上应用较少，因为腰麻对孕妇血流动力学影响较大.麻醉平面不易控制。不能任意延长麻醉时间。而且术后头痛的发生率较高。

值得注意的是近十几年来，国外腰麻一硬膜外联合阻滞（CSE）在产科的应用越来越多。CSE 结合了腰麻和硬膜外阻滞的特点。起效快并且肌肉松弛良好，和腰麻相比可较好地控制麻醉平面，并可任意延长麻醉时间.并可提供术后镇痛。另外，现在 CSE 的穿刺器械有了很大的改进。例如普遍使用管内针技术，从而使针心更细，减弱了硬膜的损伤程度，同时避免了和皮肤的直接接触，减少了感染的机会；笔尖式针心、针孔侧置使针心不像传统的斜面式腰麻针那样切开硬脊膜，而是分开硬脊膜，对硬脊膜的损伤更小，且更容易愈合，明显减少了脑脊液的外漏。正是由于这些方法和技术上的改进，使 cSE 的并发症大大降低。CSE 的方法是：蛛网膜下腔穿刺成功后，缓慢注入丁哌卡因 10 mg，拔出针芯，再从硬膜外置管，需要时从硬膜外给药。

行 CSE 麻醉时，应当注意孕妇的血压波动。麻醉之前一定要开放静脉通道，预防性地输晶体液 500 ml 左右，产妇最好采用左侧倾斜 30° 体位，这些措施能有效地预防低血压的发生。

3）全身麻醉：如果孕妇合并有凝血障碍、腰椎感染、精神障碍或其他一些严重的并发症时，最好采用全身麻醉。全身麻醉的优点包括：诱导迅速，心血管功能稳定，良好的呼吸道控制。最严重的问题是气管内插管失败和反流误吸，其他的问题如新生儿抑制、子宫收缩的抑制等，可通过良好的麻醉管理来有效预防。麻醉管理的措施包括：①诱导前 1 小时口服抗酸药，如 H_2 受体拮抗药西咪替丁；②产妇采用左侧倾斜 30° 体位，监测措施至少要有心电图、血压、氧饱和度；③诱导前充分供氧（流量>6 L / min）；④手术的各项准备措施（如消毒、铺巾）准备妥当之后才开始麻醉诱导，以尽量减少胎儿暴露于麻醉药下的时间；⑤诱导采用硫硫喷妥钠 4～5 mg / kg+琥珀胆碱 1.5 mg/kg，诱导时可请一助手按压环状软骨；⑥麻醉维持采用 50％的氧化亚氮复合 0.5％氟烷或 0.75％异氟烷或 1％恩氟烷；⑦避免过度通气；⑧胎儿取出后.立即加深麻醉，可适当提高氧化亚氮的浓度，追加阿片类镇痛药，吸入麻醉药浓度仍维持低浓度。以免影响宫缩；⑨病人清醒后拔管。

临床上常用 Apgar 评分、新生儿神经行为评分、母儿血气分析等作为依据来评价各种麻醉方法对新生儿的影响，多数认为腰麻、硬膜外阻滞、全身麻醉之间无统计学差异。

2.妊娠高血压综合征：可分为5类。①妊娠水肿；②妊娠高血压；③妊娠蛋白尿；①先兆子痫；⑤子痫。其中较为严重的是先兆子痫和子痫。先兆子痫是指在妊娠合并高血压、水肿和蛋白尿的基础上，出现了头痛、视物模糊、胸闷及恶心、呕吐等症状；子痫是指在此基础上出现抽搐。其处理措施是行刮宫产迅速中止妊娠。在麻醉处理上应注意：①术前病人可能已采取限制食盐摄入和液体输入，且可能行利尿治疗，故麻醉前往往存在不同程度脱水、低钠血症和低血容量。②病人术前已采用镇静解痉及抗高血压治疗，应注意这些药物的副作用和对麻醉的影响。如硫酸镁在镇静解痉的同时，如果血药浓度过高，会产生呼吸抑制甚至心脏停搏；利舍平可使儿茶酚胺消耗，低血压时对升压药不敏感等等。③有凝血功能异常的病人，禁忌实行硬膜外阻滞。④术中维持血压在合理水平，充分供氧，抽搐发作时可用镁剂治疗，但应监测血镁浓度。⑤重度先兆子痫或子痫时，术前、术中或术后容易发生心、肾功能不全，肺水肿，脑出血，凝血障碍甚至DIC，麻醉医师应密切关注病情，及时进行处理。此类病人最好选用全身麻醉。

3.羊水栓塞：是产科最严重的并发症，起病迅速，病情严重，死亡率较高。其发病机制包括羊膜或绒毛膜的撕裂、子宫或子宫颈静脉开放以及巨大的压力将羊水驱至静脉而进入循环。其病理生理改变包括：羊水进入肺动脉形成肺动脉高压，导致循环衰竭、休克的发生；肺动脉高压导致通气／血流比例失调，支气管痉挛、分泌物增加导致肺通气障碍，结果导致急性呼吸衰竭；羊水中的抗原物质可导致过敏性休克，进一步加重病情等等。典型的临床表现：休克、肺水肿、呼吸窘迫、昏迷、惊厥、出血及凝血障碍。处理措施包括：立即气管内插管正压通气（PEEP），利尿，缓解肺血管痉挛，治疗过敏性休克以及其他一些对症治疗。

第二章　神经外科手术麻醉

【生理】

1.颅内压（ICP）：颅腔的周壁为坚硬的颅骨。其内存在脑组织、脑脊液、血液等内容物，形成一定的压力称为颅内压。三者的体积与颅腔容积相适应，使颅内保持着稳定的压力。1CP 正常值为 5.5～1 3.5 FmmHg(0.78～1.78 kPa)，持续超过 15 mmHg 为颅内压增高。临床上将颅内高压分为 3 组：15～20mmHg 为轻度颅内压增高；20～40mmHg 为中度颅内压增高；40 mmHg 以上为重度颅内压增高。颅内压在 40 mmHg 以上时，会严重影响脑血流的自身调节，使中枢神经系统缺血、缺氧，但应注意到颅内压增高引起的脑移位（如脑疝）比颅内压水平的高低影响更严重。

2.脑血流量：脑血流量(CBF)=脑血流灌注压(CPP) / 脑血管阻力(CVR)，CBF 的正常值为 40～50 ml / (100g・min)，CVR 的正常值为 1.6(mmHg・ml) / (100g・min)。

3.脑血流灌注压：脑血流灌注压(CPP)=平均动脉压(MAP)　颅内压(ICP)。CPP 的正常值为 50～130 mmHg，低于 50 mmHg 或高于 130 mmHg 时超过脑血管的舒缩能力，难以自身调节。

4.脑氧代谢率（$CMRO_2$ ）：正常值为 3.0～3.5 mLl / (100g・min)。

5.二氧化碳分压（$PaCO_2$ ）：正常值为 35～45-mmHg(4.7～5.99 kPa)。

【手术特点】

1.多数病人伴有颅内压增高：

（1）颅内压增高的症状和体征：颅内压增高的临床症状根据病变持续时间和部位不同而不尽相同，一般表现为头痛、恶心、呕吐、视盘水肿。还可以引起一侧或双侧展神经的不全麻痹、复视、阵发性黑蒙、意识障碍。颅前窝病变引起嗜睡、神志模糊、瞳孔散大、对光反射消失，双眼上视不能；颅后窝病变引起高血压、心动过缓、呼吸不规则或减慢（“两慢一高”三联征-Cushing综合征）、强迫体位等。若出现血压下降、呼吸衰竭则提示预后较差。

（2）颅内压增高的处理：颅内压增高可能是由脑脊液增多、脑内血容量增多、脑容积增加或脑内占位性病变引起，它是一种继发的临床综合征。降低增高的颅内压主要目的是使其不发生脑疝和颅内压增高危象，而降低颅内压只是治疗的临时措施，根本的解决办法在于去除引起颅内压增高的原因。

1）降低静脉压：脑静脉的外流受阻如颈部极度扭曲时，脑内血流量增加，颅内压增加。病人取头高脚低5°～10°，即有利于保持呼吸道通畅，也有利于颅内静脉回流。

2）药物降颅内压：①甘露醇.是降低颅内压的强力脱水剂.作用迅速，效果明显而持久。是目前应用最广泛的高渗性脱水药。它的作用机制是迅速使血浆渗透压增高.在血液和脑实质的液体之间产生渗透压梯度，将脑组织中的水分吸收入血.并通过利尿作用排出体外，从而降低颅内压。呋塞米可增强甘露醇的作用。甘露醇的常用剂量为1～2 g/kg，10～15分钟起效，30～45分钟达到高峰。4～6小时后可重复使用。但大剂量应用时应注意：引起暂时性的高血容量；血管平滑肌松弛.引起颅内、颅外血管扩张；电解质紊乱及高渗状态。小剂量多次使用甘露醇同样具有良好的降颅内压的作用，又可避免上述缺点。②泮利尿药，常用的有呋塞米，它以其利尿脱水作用使血液渗透压增高，与脑组织之间产生渗透压梯度，从而使脑组织脱水，颅内压降低。剂量为20 mg/次，静注后30分钟颅内压开始明显下降，可持续5～7小时。利尿药的优点在于不必输入大量液体引起血容量骤增，但其降颅内压效果较差，且易引起电解质紊乱，与高渗性脱水药联合应用可提高降颅内压效果，减少副作用。③皮质激素，抑制缺氧时的毛细血管壁通透性增加，稳定溶酶体酶，改善脑代谢，对脑水肿有一定预防和治疗作用。其中以地塞米松抗炎作用最强而钠、水潴留作用最弱，为治疗脑水肿的首选药。地塞米松的常用剂量为口服 2～4 mg，3～4 次 / d，肌注或静注 5～10 mg，2～3 次 / d。持续应用激素可引起各种并发症，包括高血糖症、胃肠道出血、电解质紊乱、感染概率增加等。

3）过度通气：首先确保呼吸道通畅，防止缺氧和二氧化碳蓄积。过度通气可降低 $PaCO_2$，使脑血流量减少，从而使脑容积缩小，降低颅内压。$PaCO_2$ 正常值为 35～45 mmHg，为达到降颅压的目的可将 $PaCO_2$ 降至 25～30 mmHg，每降低 1 mmHg 约使脑血流量减少 2%。

4）脑脊液引流：腰椎穿刺放液、硬脑膜切开或脑室穿刺引流，可暂时缓解颅内压。腰穿放脑脊液时应注意速度不要过快，以免因椎管内压力下降过快而引起枕骨大孔疝。

5）手术减压：分为内减压和外减压。内减压是指清除颅内占位性病变、血肿及严重受损无法恢复的脑组织等，以减轻对周围正常脑组织的压迫；外减压是切除部分颅骨，使颅内容物有缓冲余地。但外减压时脑组织常从骨窗膨出，可加重脑组织的移位，骨窗过小还可引起膨出的脑组织嵌顿缺血。

6）限制入量：对严重颅内压增高的病人，应适当限制液体入量。输液以生理盐水、林格液或乳酸林格液为宜。葡萄糖注射液在体内被迅速代谢，产生大量的水使血浆和细胞间液稀释.渗透压降低，在细胞外液与脑脊液和细胞之间形成渗透压梯度，使水分进入脑细胞.颅内压增高。因此应避免含糖液的输入。

7）低温：可降低脑代谢率和脑血流量，从而使脑容积减少，颅内压降低；低温还降低脑细胞的通透性，减轻脑水肿。临床常用的温度为 35℃～32℃。低温治疗中应特别注意避免寒战发生，寒战可增加全身耗氧.增加颅内压，可配合冬眠药物进行低温治疗。

2.易发生意识障碍：神经外科病人常因颅内病变或颅内压增高引起意识障

碍，表现为淡漠、迟钝、嗜睡、躁动及昏迷。多由额叶、颞叶、丘脑下部、脑网状结构等受累所致。昏迷病人常并发呼吸系统并发症，如肺炎、呼吸困难、误吸、窒息等，必须及时处理。

3. 易出现癫痫：脑内易癫区受到刺激，脑皮质异常放电并扩散即产生癫痫。脑缺血缺氧、脑水肿、血肿、颅内占位性病变、脑血管病变等多种因素均可引起癫痫。反复癫痫发作或癫痫持续状态可加重脑缺血缺氧，需要抗癫痫治疗。值得注意的是多数抗癫痫药能与蛋白质结合，长时间服用抗癫痫药的病人如遇到任何能减少与蛋白结合的因素，就有可能导致毒性反应。多数抗癫痫药如苯妥英钠是肝代谢酶促进剂，与一些麻醉药合用时可能产生相互作用，使药物代谢显著减慢，不良反应加重。另外，抗癫痫药还能增强一些吸入麻醉药（甲氧氟烷、氟烷等）的摄取。这类病人手术时选择麻醉用药的原则是既保留癫痫灶源的活性，又不消除也不激活病灶的活性，慎用氯胺酮、羟丁酸钠和恩氟烷等易诱发棘波的麻醉药。对长时间服用抗癫痫药的病人还应特别注意保护肝功能。

4. 可伴有内分泌及代谢障碍：影响丘脑下部一垂体轴功能的因素，如鞍区、三脑室内或丘脑底部的占位病变等都能产生内分泌或代谢失调如垂体内分泌功能亢进或减退、血糖增高、尿崩症、水和电解质平衡失调等。一些如催乳素腺瘤、促可的松腺瘤、促性腺瘤的病人对麻醉药相对敏感，麻醉药用量需适当减少，而另一些如生长素腺瘤、促甲状腺瘤的病人麻醉药的用量则需相对大一些。

5. 手术时间较长。

【术前准备】

1. 术前评估：术前仔细了解病史及体格检查对判断病情和选择麻醉方法十分重要。①神志：通过神志判断脑受损的程度。Glasgow 昏迷评分用以判断昏迷程度，各项计分相加得 15，为正常；总分小于 7，时间持续超过 6 小时，说明脑损伤严重.麻醉危险性大。②瞳孔：瞳孔由小变大而固定不变时，提示脑干受损；单侧瞳孔对光反射减弱、消失或瞳孔不等大时提示颞叶钩回疝；双侧瞳孔扩大，对光反应消失，提示枕骨大孔疝。③有无颅内压增高：颅内压增高是脑损害最严重的表现.晚期可出现昏迷和呼吸、循环功能紊乱。④有无水电解质失衡。⑤体温：中枢疾患的病人，常伴有高热，术前要控制体温，因高热使氧耗增加。⑥有无后组脑神经受损：脑干肿瘤累及后组脑神经时常有吞咽困难、饮水呛咳.易造成误吸或吸入性肺炎。

2.术前用药：颅脑手术病人术前用药以不抑制呼吸功能，不增加颅内压为原则。对中枢神经抑制药如吗啡、哌替啶、芬太尼，因有引起或加深呼吸抑制的危险，一般不用。对一般情况尚可的病人可适当应用镇静药和干燥剂，如苯巴比妥、咪达唑仑、阿托品或东莨菪碱。对昏迷或脑外伤意识不清者，避免镇静药，但阿托品不可缺少。一般于麻醉前半小时肌注苯巴比妥钠0.1～0.2 g，阿托品0.3～0.5 mg。

【麻醉选择】

1.麻醉药物选择：神经外科理想麻醉药物应包括如下标准。①保持脑血流和脑代谢率的匹配；②降低颅内压；③维持脑灌注压的稳定；④保留脑血管对二氧化碳的反应性；⑤具有脑保护作用（至少不损害脑功能）；⑥具有抗惊厥作用；⑦不影响脑电生理监测；⑧对重要脏器功能无抑制作用；⑨快速起效和苏醒；⑩价格便宜等。

（1）静脉麻醉药：

1）硫硫喷妥钠、丙泊酚和依托咪酯：均有剂量依赖性降低脑代谢、脑血流和颅内压的作用。其中依托咪酯对循环影响较小，在低血容量的病人也较少引起低血压，是理想的诱导用药；硫硫喷妥钠和丙泊酚具有起效快，麻醉作用强，停药后苏醒快，不影响术后神经功能的判断等特点，适用于麻醉诱导及维持期，大剂量快速静注可引起明显低血压，尤其是低血容量尚未纠正之前。

2）苯二氮酯类：可降低脑氧耗和脑血流量，降低或不影响颅内压，对循环的抑制较轻，适用于一般情况较差的病人。

3）氯胺酮：是目前认为唯一具有独特脑功能激活作用的静脉麻醉药，它对脑血管具有直接扩张作用，能迅速升高脑血流量，增加脑氧耗。预先应用硫硫喷妥钠 5 mg / kg 可消除氯胺酮对脑血流和脑氧耗的影响。由于氯胺酮的镇痛效应强，而对呼吸无明显的抑制作用，在神经外科麻醉中特别适用于术中需要保留自主呼吸的脑干手术，这是其他麻醉药物无法替代的。

4）神经安定药：降低脑血流，但对脑氧耗仅有较小影响。氟哌利多（0.3 mg/kg）和芬太尼（0.06 mg / kg）合用时，脑静脉氧含量和脑血管对 $PaCO_2$ 的反应降低。脑血流量和脑耗氧量分别降低 50％和 23％. 对颅内压仅有轻度降低作用。

5）羟丁酸钠：静滴时，随着剂量的增加可出现代谢性碱中毒，脑血管收缩，脑血流和脑氧代谢逐渐降低，最大可达 50％。而且脑血流减少的速度快于脑氧代谢的降低，故可造成暂时性、相对性脑缺血。小脑的血流则相反，随着剂量增大而增加，剂量为 750 mg / kg 时，小脑脑血流较对照值高 58％；而脊髓的血流量是降低的。

6）芬太尼：小剂量芬太尼不影响脑血流、脑氧耗、颅内压、脑血管自身调节功能及脑血管对二氧化碳的反应。大剂量时可降低脑血流和颅内压。因芬太尼有明显的呼吸抑制作用，大剂量应用有术后苏醒延迟的缺点。不利于术后早期评价神经功能的恢复。此外，快速静注芬太尼还可引起胸壁强直而影响颅内压。

（2）吸入麻醉药：现已证实常用的吸入麻醉药（氧化亚氮、氟烷、恩氟烷、地氟烷、异氟烷、七氟烷等）均可增加脑血流和颅内压，尤其在已有颅内压增高的病人。氟烷对脑血管的扩张效应最强，恩氟烷次之，氧化亚氮、七氟烷和异氟烷的作用较弱。在 1.5 MAC 麻醉浓度下，氟烷和恩氟烷分别增加脑血流 66％和 35％，而异氟烷和七氟烷对脑血流几乎无影响。异氟烷能抑制脑代谢，对脑血流和颅内压的影响程度轻于七氟烷，对全脑缺血、局灶性脑缺血有保护性作用，且无诱发癫痫样脑发作的副作用；七氟烷较少引起颅内压增高，对不完全性缺血的脑组织有一定保护作用，两者可配合过度通气或静脉麻醉药降低颅内压，是颅脑手术麻醉较理想的吸入麻醉药。

（3）肌松药：肌松药不能通过血一脑屏障，因而对脑血管不产生直接作用。但若肌肉松弛中病人血压升高，可进一步增加颅内压增高病人的颅内压。中短效的非去极化肌松药如维库溴铵、罗库溴铵等，不引起颅内压、脑血流和脑代谢的改变，且起效快，作用消除也快，适用于神经外科病人的麻醉诱导和维持。去极化肌松药琥珀胆碱因肌纤维成束收缩可引起颅内压增高，预先应用小剂量非去极化肌松药防止肌颤，可有效预防琥珀胆碱引起的颅内压增高。琥珀胆碱不宜用于偏瘫病人，有发生高钾血症的危险性。肌松药的组胺释放作用，可使脑血流在 10～20 分钟内持续增加。泮库溴铵具有升高血压的作用，在脑血流自动调节机制损害和颅内病变病人.可明显增加脑血流和颅内压。阿曲库铵的代谢产物 N 一甲四氢罂粟碱，具有兴奋脑功能作用，大剂量时可使脑电图转变成唤醒形式，但并不明显影响脑血流和脑氧耗。

2.麻醉方法选择：

（1）全身麻醉：适用于绝大部分神经外科手术。理想的全身麻醉需做到诱导迅速、平稳、插管反应小、无呛咳或屏气、呼吸道完全通畅，静脉压低、脑松弛、出血少，术毕清醒快、无麻醉残留作用。全身麻醉时常在局部麻醉下上头架、切皮，从而抑制疼痛反应，减少全麻药的用量。

（2）局部麻醉+神经安定镇痛麻醉：仅适用于神志清楚、能合作、手术时间短、不影响呼吸中枢的手术。如头皮损伤缝合、单纯颅骨修补、单纯脑室引流、凸面颅内肿瘤切除术等。深昏迷的病人对疼痛反应差。对全麻药敏感，可选择局部麻醉下手术，但一定注意保持呼吸道通畅。常用的局麻药为 0.5%普鲁卡因。麻醉维持主要为氟哌利多芬太尼合剂。芬太尼可按每次 1～2μg／kg 给药。

（3）针刺麻醉：凡能适应局部麻醉的病人，均能适应针刺麻醉。选穴原则遵循中医循经取穴加沿神经干取穴法。电刺激频率为 200～400 次／min，诱导 20 分钟后开始手术。术中根据需要辅助镇静和镇痛药。近年来，国内多采用经皮穴位电刺激（TAES）对合谷、鱼腰、风池穴位给予 2 Hz 和 100Hz 的交替刺激，辅以氟哌利多芬太尼合剂。用于开颅手术效果较好。也可将 TAES 和吸入全身麻醉复合，可以减少全麻药用量 30%～50%。

【麻醉要点】

1. 麻醉诱导：理想的麻醉诱导应具备如下条件。①诱导迅速，给药后神志在 1～2 分钟内消失。病人对插管过程无记忆；②对心血管功能抑制较轻；③下颌松弛充分，声门完全开放，有利于气管内插管；①无明显的气管内插管反应（血压升高、心率增快、心律失常、心肌缺血、动脉瘤破裂、颅内压升高、呛咳反射等）。目前，尚不能用一种药物诱导而达到上述要求，临床上多采用复合用药的方法，常用镇静催眠药+克服插管反应用药+肌松药。尤其是对于颅内动脉瘤、血管畸形、高血压脑出血等病人，一定要注意克服气管内插管反应。我们常用的药物组合为芬太尼 4～8μg/kg、维库溴铵 0.1～0.12 mg／kg、硫硫喷妥钠 6～8 mg／kg 或丙泊酚 2 mg／kg 或依托咪酯 0.4～0.5 mg／b，肌肉完全松弛放置喉镜显露声门后，咽喉及气管内喷雾 1%丁卡因或 2%～4%利多卡因 2 ml，然后行气管内插管。需要时加用艾司洛尔 30～50 mg 和尼卡地平 0.5 mg，防止血压升高和心率增快。也可静注利多卡因 1～2 mg／kg，以减轻插管引起的心血管反应。插管后气管导管固定要牢，防止扭曲及术中滑脱。经蝶垂体瘤手术可使血水流入口腔，小脑脑桥角部位肿瘤常并发吞咽困难和呛咳，气管内插管后务必将套囊充气，以减少术后并发症的发生。生长素腺瘤的病人常有特殊面容（大鼻子、突下颌、大舌头、喉部前后径增加、环状软骨宽度减小、声门增厚、声门下狭窄等），给气管内插管带来困难，因此对这类病人要有足够的估计，可选用大号喉镜或纤维光导喉镜，气管导管的选择可比预计稍小，必要时可保留呼吸插管。

对术前估计有插管困难的病人或延髓、高颈髓病变，术前已有明显的呼吸抑制或强迫头位的病人，应采用保留呼吸的慢诱导方式。常用羟丁酸钠50～80 mg／kg，利用其不增加颅内压、使咽喉反射迟钝、气管反射减弱、咀嚼肌和下颌松弛、不抑制呼吸等特点，配合小剂量的镇静药、镇痛药，在充分气管、咽喉表面麻醉下完成气管内插管。

2.麻醉维持：要求镇静、镇痛好，无知觉，不增加颅内压和脑代谢，无神经系统副作用。

（1）静脉麻醉：是以静脉全麻药、麻醉性镇痛药和肌松药联合应用的神经安定镇痛麻醉。静脉麻醉药具有降低颅内压及脑保护的优点。目前常用的静脉维持药有芬太尼、舒芬太尼、阿芬太尼、氟哌利多、羟丁酸钠、硫硫喷妥钠、丙泊酚、地西泮、咪达唑仑等。常用的方法有：①持续短效止痛药+间断中长效镇静药，如持续瑞芬太尼+间断咪达唑仑（5～10 mg）；②持续短效镇静药+间断止痛药，如持续丙泊酚5～6 mg/(kg·h).根据手术需要间断静注芬太尼0.1～0.2 mg；③持续镇静、止痛，间断调节；④持续镇静、止痛，间断血管活性药（如尼卡地平、艾司洛尔）。病变部位位于延髓或高颈段的病人。麻醉过程中应减少麻醉性镇痛药的用量。

（2）吸入麻醉：由于常用的吸入麻醉药均可增加脑血流和颅内压，尤其在已有颅内压增高的病人，因此对于已有颅内压增高的神经外科病人，一般不宜单独采用吸入麻醉。相对而言，异氟烷和七氟烷是颅脑手术麻醉较理想的吸入麻醉药。使用异氟烷或七氟烷吸入麻醉时，可配合过度通气或静脉麻醉药降低颅内压。所有吸入麻醉药对脑生理功能的影响均呈浓度依赖性效应.低浓度时对脑血流动力学、脑自动调节功能等影响较小；而高浓度时，使脑血流、脑灌注、颅内压、脑血流对二氧化碳的反应性及脑自动调节功能降低，故维持麻醉深度在1 MAC能耐受气管内插管为宜。术中控制$PaCO_2$水平，低浓度吸入麻醉下脑血流对二氧化碳的反应敏感，过度通气（$PaCO_2$ 维持在25～30 mmHg）可使脑血管收缩，降低脑血流及颅内压。

（3）静-吸复合麻醉：是常用较理想的麻醉方式。在静脉应用丙泊酚、硫硫喷妥钠、地西泮、咪达唑仑、芬太尼、氟哌利多或羟丁酸钠等静脉麻醉药的基础上吸入低浓度异氟烷或七氟烷（0.5～0.8 MAC），配伍过度通气，具有麻醉深度易于调整，对颅内压无明显影响等优点。

3.麻醉苏醒：手术结束包扎头部敷料时，可诱发病人的呛咳，导致颅内压急剧增高，脑内创面出血，所以肌松拮抗不宜过早。手术顺利，病人一般情况良好，呼吸、循环稳定，即可拔出气管导管。手术刺激强烈，术中麻醉药量偏大，术毕病人意识、呼吸恢复延迟者，主张顺其药物自然代谢，不宜应用拮抗药逆转其残余作用。拔管前应彻底清除气管和口咽内的分泌物和血液，经蝶窦垂体瘤手术可使血水流入口腔，最好待病人肌力恢复，完全清醒，不存在呼吸道梗阻的表现，吞咽反射良好后再拔管，防止误吸。手术创伤大，可疑累及呼吸中枢者；有后组脑神经损伤出现吞咽困难、呛咳反射明显减弱者；颈段和上胸段脊髓手术后呼吸肌麻痹或咳嗽无力者；严重颅脑外伤伴有脑脊液鼻瘘或（和）口鼻出血者；经蝶窦垂体手术或经口斜坡手术后压迫止血或渗血较多，而病人没有完全清醒者；其他原因的呼吸功能不良术后需要呼吸机支持者，术后气管导管应予保留，必要时继续行呼吸支持治疗。术后麻醉苏醒期应尽量保持平稳，避免高血压、寒战、躁动及精神症状的出现，可静注小剂量哌替啶（25～50 mg）治疗。为了防止麻醉后恶心、呕吐，减少误吸的危险性，麻醉前可给予抗酸药。手术结束时可静注昂丹司琼 4 mg。搬动病人时要注意头部不过分转动.以免发生脑干移位。导致呼吸停止。

【麻醉管理】

1.呼吸管理：原则是维持正常呼吸功能.适当降低颅内压.保持呼吸道通畅，防止气管导管扭曲，必须保持足够的麻醉深度，避免发生呛咳和气管痉挛。控制呼吸时.潮气量 8～10 ml/kg，呼吸次数 10～14 次/min，以保持 $PaCO_2$在 25～30 mmHg，吸入氧的浓度以 50%～60%为好。长时间吸入高浓度氧可能会使肺泡表面活性物质丧失活性，术后易发生肺不张，应予重视。应常做动脉血气调节机械通气参数监测。对于脑干肿瘤、斜坡肿瘤、枕骨大孔区肿瘤等对呼吸中枢影响较大者，术中要保留自主呼吸，严密监测通气功能，必要时辅助呼吸，防止二氧化碳蓄积和缺氧。作为手术时对呼吸功能的影响包括降低上叶肺通气和加重通气/血流比值异常，虽然这些改变是短暂的，平卧后可恢复，但对已存在肺部疾患的病人，则使呼吸功能受累加重，并增加术后并发症。座位手术引起空气栓塞的概率较高，可引起肺毛细血管前、后机械性阻塞，导致肺动脉高压，肺水肿甚至急性呼吸窘迫综合征（ARDS）。空气栓塞重在预防，清醒下更易发生气栓，因此最好在气管内插管全身麻醉和控制呼吸下手术；适当升高呼吸道压力；尽早补足血容量以升高中心静脉压；组织切开时作间歇性颈静脉压迫。

2.循环管理：术中应保持循环功能的稳定，避免血压过低或过高。对于较大颅内肿瘤、脑膜瘤、颅内动静脉畸形应做控制性降压。控制性降压可减少出血和输血，使术野清晰，利于手术操作，缩短手术时间。常用的降压药物包括：①挥发性麻醉药如异氟烷；②扩血管药如硝酸甘油、硝普钠；③钙拮抗药如尼卡地平等。控制性降压并非生理状态，降低血压是有限度的，一般收缩压或平均动脉压可降至平时血压的 2 / 3，平均动脉压不能低于 50 mmHg。控制性低血压没有绝对禁忌证，对有脑梗死史、心肌缺血史、严重糖尿病或颈动脉内膜炎的病人，应谨慎降低血压。一般降压期间保证尿量>50 ml / h，心电图 ST 段无压低.脑波动良好即可。手术操作引起心血管反应较常见.刺激三叉神经可导致血压骤升和严重的心律失常；刺激舌咽神经或迷走神经导致心动过缓，甚至心脏停搏；脑桥受压导致低血压；脑干受压导致室性或室上性心律失常等.此时应及时提醒术者停止操作，一般可自行缓解，必要时可对症处理。

3.输液：颅脑手术病人术前多经脱水利尿治疗，加上手术时间较长，术中失血、失液.极易导致有效血容量不足，诱导前应注意纠正血容量不足。通常认为在手术开始时可先做适度的扩容、血液稀释.维持血细胞比容（HCT）在 0.3 左右，有助于改善做循环灌注，节约用血。动脉管管瘤、血管畸形、闭合性脑外伤、颅底畸形等手术。整个手术全过程中的术野血都可回收利用（血液回收）；颅内肿瘤开颅期的术野血可以回收；脑膜瘤、脊膜瘤、海绵状血管瘤等良性肿瘤取瘤期的术野血回收利用是否安全有待进一步研究。术中输液可采用胶体液配乳酸林格液。比例按 1：2。忌用葡萄糖注射液，以免透过血脑屏障增高颅内压.特别是脑缺血后，高血糖会使病人预后更差。

4.围术期脑保护：①亚低温可降低机体耗氧.降低脑血流和脑氧耗，提高脑对缺血、缺氧的耐受性，一般将鼻咽温度降至 32℃～35℃；②适当的血液稀释，维持血红蛋白（Hb）100～125 g/L，HCT 0.3 左右，降低血液黏度，有利于微循环的灌注；③应用钙拮抗药如尼卡地平、尼莫地平等均可以防止细胞外钙离子内流和血管痉挛；④一些静脉麻醉药如丙泊酚、硫硫喷妥钠、依托咪酯、咪达唑仑等均被实验证明具有脑保护作用；⑤适当的过度通气可减少脑血流，降低颅内压，改善灌注压和脑血流，改善脑血流自身调节机制。

5.术中监测：

（1）呼吸监测：呼吸频率、潮气量、每分通气量、呼吸道压力、吸入和呼出的氧、二氧化碳和麻醉药的浓度、血气、脉搏血氧饱和度等。

（2）循环监测：心电图、无创血压、有创动脉压、中心静脉压、肺动脉压、心排血量、混合静脉血氧饱和度、血常规、体温、尿量、电解质等。

（3）颅内监测：颅内压、颈静脉球内血氧饱和度（sjO_2）、脑血流、脑电图、雳发电位、脑氧饱和度等。

6. 体位管理：不同部位的颅脑手术需要不同的体位，无论何种体位，都要注意避免影响呼吸和循环功能。①平卧位：应保持头高 5°～10° 防止颈部扭曲，以利于静脉回流，减轻脑水肿和手术出血；②侧卧位：避免臂丛神经的压伤和头部低坠引起的颈静脉血回流不畅；③俯卧位：安置体位前必须准备好所有垫枕，注意胸腹部及眼球不能受压，避免胸腹受压影响通气；④坐位：利于颅内静脉回流和颅后窝手术操作. 但对血流动力学影响较大。双下肢应缠弹力绷带，以免血瘀下肢，同心血量减少. 造成直立性低血压。座位时发生空气栓塞的可能性较大。

7. 空气栓塞的诊断和处理：空气栓塞的诊断依据为心脏杂音、心电图改变、室性心律不齐、低血压、心率增快、中心静脉压和肺动脉楔压增加等。空气栓塞一旦发生，危险性很大。应及早诊治（表 2-1），否则可造成严重的并发症。头低位和 10～20 cmH_2O 的呼气末正压（PEEP）可减少空气栓塞的发生率。

表 2-1　静脉空气栓塞的探测方法

方法	优　点	缺　点
胸前多普勒	无创、敏感，能较早探测（空气进入肺循环之前）	不能定量；肥胖、侧卧或俯卧时放置困难
肺动脉置管	能定量，比呼气末二	腔小，发生空气栓塞时经导管抽气较

	氧化碳敏感，易应用，同时测压	困难；不能定性
$P_{ET}CO_2$	无创、敏感、定量、用途广	不如胸前多普勒、肺动脉置管敏感，呼吸浅快、低心排血量或慢性阻塞性肺部疾病时精度受影响，不能定性
呼气末氮气	确定空气；比 $P_{ET}CO_2$ 敏感	不能测到亚临床剂量的空气栓塞；过地探测到空气从肺循环的清除，低血压时精度受影响
经食管超声心动图（TEE）	敏感，能探测左心、主动脉的气栓	有创、笨重、价贵，必须持续监测，不能定量

表 2-2　静脉空气栓塞的治疗

术中治疗	术后治疗
1.立即通知术者清除空气栓子来源（关闭硬膜开口、涂抹骨蜡、冲洗术野）	1.吸氧
2.停吸氧化亚氮.增加氧流量	2.ECG、检查、胸透、头部 CT
3.给予静脉加压	3.间断查血气分析
4.经右心房导管抽吸空气	4.如果怀疑有动脉栓塞，应做高压氧治疗
5.心血管支持	
6.调整麻醉深度	
7.改变病人体位（左侧卧位）	

【注意事项】

神经外科手术病人常因颅内病变本身和手术操作造成的脑组织损伤及脑功

能损害.导致术后苏醒延迟。麻醉医师要正确分析苏醒延迟的原因.避免一味地拮抗.并及时与神经外科医师沟通。清醒延迟的原因主要有以下方面。

1.持续的麻醉作用：麻醉药物的用量越大、作用越强、同效作用药物复合越多、从体内消除越慢，麻醉后的持续作用也越强，苏醒也越慢。病人年龄越大、体重越重、术前精神状态越不好、肝肾功能越差，药物的相对作用也越强。术后清醒速度也减慢。肌松药的作用若没有完全拮抗或发生再阻滞，不但影响病人的自主通气量，而且可能发生病人已经神志清醒而不能作出运动反应，应尽力避免这种情况的发生。一般情况下，麻醉药的持续作用在停药后1～2小时内应该逐渐消失，病人应清醒。

2.术后血肿：术后颅内血肿的发生率尽管很低（<1%），但应尽早诊断治疗。如果有术中止血困难、病人凝血功能不全、术中大量输血输液等因素。术后神志恢复而再度恶化，或出现局部颅内占位体征，应尽快进行头部CT检查，以确诊颅内血肿的发生。

3.脑水肿和脑缺血：局灶性脑水肿或（和）脑缺血若尚未导致颅内压增高，一般不至于明显地影响全身麻醉的神志恢复。但中脑本身手术后的直接损伤，可导致术后昏迷不醒。

4.低氧血症和高碳酸血症：术后各种原因引起的通气量不足、肺气体交换不良和脑供氧不足均可导致低氧血症和高碳酸血症，使麻醉苏醒延迟或再发性意识障碍。

5.体温异常：术后体温过低可使麻醉苏醒延迟。而麻醉后恶性高热可使病人长时间昏迷。

6.其他因素：循环衰竭、血糖过高或过低、水和电解质平衡紊乱等。

第三章　腹部外科手术麻醉

一、腹部外科手术麻醉的特点

1. 腹部脏器的功能主要是消化、排毒、免疫、内分泌等，腹部脏器的疾病必将导致全身营养状况下降和机体生理功能减退，使手术和麻醉危险性加大。因此，术前应尽可能改善病人全身营养状况。

2. 严重的消化道疾病导致大量水、电解质丢失，造成酸碱平衡失调，水、电解质紊乱。纠正上述紊乱是消化道手术术前准备的重要内容。

3. 消化道肿瘤、溃疡或食管胃底静脉曲张，可继发大出血。麻醉前应根据生命体征和实验室报告补充血容量和细胞外液。

4. 消化系统的感染性疾病，尤其是胆道系统的感染将加重肝功能损害。

5. 腹部手术中急症的比例较高。病情多样，且时间紧迫，需要在短时间内判断病人的全身情况。

6. 消化道疾病导致胃肠蠕动异常，胃排空减慢，麻醉诱导及维持中易发生呕吐及误吸。

7.　某些情况下，如大量腹水、巨大肿瘤等，在腹膜打开时会引起腹内压的突然变化，导致血流动力学的异常改变。

8. 腹腔脏器受交感神经和副交感神经的双重支配，腹腔脏器受到牵拉时，往往会出现一系列的内脏牵拉反射。

二、常见腹部手术的麻醉

（一）胃肠道手术麻醉

【术前准备】

1. 补充全血及白蛋白，以提高病人对手术的耐受性，促进术后恢复。

2. 尽可能纠正水、电解质紊乱，以利于围术期平稳和术后胃肠道功能的恢复。

3. 胃肠减压和适量镇吐药可防止麻醉中的呕吐与误吸。

【麻醉选择】

1. 硬膜外阻滞：①注意控制麻醉平面，以不超过 T3 为宜，以免影响呼吸功能；②术中牵拉反应严重的，可给予辅助用药，如依诺伐、地西泮或咪达唑仑等；③当硬膜外阻滞效果欠佳不能满足手术要求时，应及时改为全身麻醉，切忌盲目追加局麻药或静脉麻醉药（表 3-1）。

表 3-1　　腹部手术硬膜外阻滞

手术	阻滞范围	穿刺点	置管方向
疝修补术	L、S~T10	L2～L3	头向置管
阑尾手术	L1～T8	T1 2～L1	头向置管
肠手术	L1～T6	L9，L10~L11，L12	头向置管（范围广可置双管）
泌尿系统手术	L、S～T6	L2，L3~T9，T10	头向置管（范围广可置双管）
胃、肝、胆、胰、脾手术	T12～T4	T8～T9	头向置管

2. 全身麻醉：①适用于所有的腹部手术病人. 特别是高龄和危重病人；②对休克与心血管系统疾病病人，应使用血流动力学影响小的药物；③有肝肾损害的病人，应尽可能使用非肝肾代谢的药物。

【麻醉管理】

1. 麻醉监测应包括常规监测、有创监测和血液实验室检查。

2. 腹部手术切口长，易造成水分丢失和体温下降，故在术中应注意保温，对输注的血制品和补液应进行加温。

3. 麻醉后病人应在麻醉后监护室（PACU）完全清醒后再送回病房，转运过程中继续监测病人的生命体征。

（二）胆道系统手术麻醉

【术前准备】

1.对心、肺、肝、肾进行重点检查，对并存的疾病进行全面的内科治疗。

2.胆道疾病病人往往伴有黄疸升高和肝功能损害，导致凝血功能异常。应予以及时治疗。

3.对于因维生素 K_1 吸收障碍所导致的凝血功能异常，术前可补充维生素 K_1。

4.黄疸过高的病人，术后肝肾综合征发生率较高。可于术前行穿刺引流。

5.阻塞性黄疸病人的迷走神经张力较高，易引起心动过缓。术前用药可包括阿托品。

【麻醉选择】

1.全身麻醉：是胆道手术较安全可靠的麻醉方法，无牵拉痛，术中供氧充分。对有肝功能损害者，避免使用氟烷。

2.硬膜外阻滞：一般行 T8～T9 间隙穿刺置管，阻滞平面控制在 T4 以下。术中胆心反射所致心动过缓者.可用阿托品处理。

【麻醉管理】

1.完善麻醉监测。

2.胆道手术有可能使纤溶活性增强，伴有肝功能异常者，更易发生异常出血。故术中应监测凝血功能，必要时补充新鲜血浆、血小板或冷沉淀。

【注意事项】

1.继续观察生命体征，按时进行血液实验室检查。

2.继续保肝、保肾治疗。

3•对老年病人、肥胖病人和肺部疾病病人，应注意防治肺部并发症。

4.胆总管引流的病人。应计算引流量，注意每天补充水、电解质。

（三）门静脉高压手术麻醉

【病理生理】

1.肝硬化和肝损害。

2.高动力型血流动力学改变：容量负荷和心脏负荷增加，动静脉血氧分压差降低，肺内动静脉短路及门肺静脉分流。

3.出、凝血功能改变，有出血倾向和凝血障碍。

4.低蛋白血症：腹水，电解质紊乱，水、钠潴留和低钾血症。

5.脾功能亢进。

6.肝肾综合征。

【术前准备】

1.增加肝糖原，修复肝功能，减少蛋白质分解：给予高糖、高热量，适量蛋白质和低脂饮食；为改善肝脏细胞功能，还可补充多种维生素。

2.有出血倾向者可给予维生素 K 或新鲜血浆，以纠正出凝血时间和 PT。

3.大量腹水病人术前应补充白蛋白或新鲜血浆，并适当利尿、补钾。

【麻醉选择】

原则上全身麻醉和硬膜外阻滞均可，但以全身麻醉为宜。麻醉药物应选用对肝脏影响小的药物，氟烷禁用于有肝损害或疑有肝炎者；异氟烷体内代谢小，不影响肝功能。可考虑选用；一些在肝内代谢的药物，如芬太尼、维库溴铵等药物，应适当减小剂量。

【麻醉管理】

1.维持有效血容量：补液中应增加胶体溶液的比例，以避免胶体渗透压过低，引起组织水肿。

2.维持血浆白蛋白浓度：可输注白蛋白或血浆。

3.维护血液氧输送能力：须保证血容量、每搏量、HCT、血红蛋白和氧离曲线正常。

4. 补充凝血因子：包括新鲜血浆、血小板和冷沉淀等。

5. 处理大量出血：在门脉分流术中，出血量>2000 ml，并非少见，应注意及时补充血容量。

6. 保证镇痛完善. 避免应激反应。

（四）胰腺手术麻醉

【术前准备】

1. 急性胰腺炎通常采用内科治疗，但当保守疗法无效，尤其是坏死性胰腺炎出现腹膜炎症状时，应及时手术切开引流，清除坏死组织。

2. 胰腺外分泌肿瘤多伴阻塞性黄疸症状，术前可经皮穿刺行胆汁引流。并补充蛋白质、维生素等. 调整全身状况，增加麻醉与手术的耐受力。

3. 胰腺内分泌肿瘤较少见，主要有胰岛素瘤、胃泌素瘤等，临床上具有相应的内分泌改变，术前可做对症处理。

【麻醉方法】

全身麻醉应为胰腺手术的主要麻醉方法。但对某些全身状况好、电解质紊乱得到纠正，且血压平稳者，可选用连续硬膜外阻滞。

【麻醉管理】

1. 急性坏死性胰腺炎，病情多凶险，中毒症状严重。除有水、电解质紊乱外，还有血流动力学改变。术中应监测血压、CVP 以及体温等，以判别其血容量、外周循环与心肌泵功能。尽可能补充血容量，使血压升到维持肾功能所必需的水平。扩容以血浆和血浆代用品为主，并根据电解质监测结果进行调整和纠正酸中毒。

2. 胰腺肿瘤若伴黄疸者，可参照胆道疾病黄疸的处理。此外，血糖可因肿瘤的性质和手术操作的影响而产生瞬间变化。如胰岛素瘤切除前表现为低血糖，而切除后可能立刻表现为高血糖，这就需要定时监测血糖。

【注意事项】

1. 急性坏死性胰腺炎者，术后应继续给予生长抑素和抗感染治疗。及时清除和引流坏死组织，并通过深静脉进行胃肠外营养支持，维持电解质平衡。

2. 胰腺肿瘤切除后，在一段时间仍需做血糖监测，尤其要注意反跳现象。

（五）肝叶切除术麻醉

【术前准备】

1. 肝脏肿瘤病人术前不一定都有肝功能异常，很多病人是在体检时发现的。

2. 对有肝功能损害的病人，术前可给予高糖、高热量、低脂及多维生素营养，以增加肝糖原的合成.改善肝功能。

3. 腹水较多者，在纠正低蛋白血症的同时.适当利尿。

4. 凝血障碍者可输新鲜血浆或凝血因子。

【麻醉选择】

1. 全身麻醉：适用于所有的肝脏手术。静脉和吸入麻醉药联合使用是一种较好的选择。吸入麻醉药中异氟烷对肝血流的影响较小；丙泊酚易于调控，是较为理想的静脉麻醉药；肌松药阿曲库铵的代谢不经肝肾途径，是首选的肌松药。

2. 全身麻醉与硬膜外阻滞复合麻醉：这种方法对全身的干扰少，手术野暴露清楚，肌肉松弛效果好，全身麻醉药物的用量小。肝血流所受的影响也小，还便于进行术后硬膜外止痛，是一种理想的麻醉方式。

【麻醉管理】

1. 血流动力学改变：肝脏手术中为减少出血，往往施行全肝或部分肝门阻断，阻断后会导致全身有效血容量的突然减少，引起低血压，故在阻断前需及时补充液体，减少肝门阻断导致的干扰。必要时使用升压药。阻断开放后，有可能使过多的液体回流至心脏，导致心脏前负荷过重，应注意利尿或用硝酸甘油降低心脏前负荷。

2. 缺血再灌注：阻断开放后，由于血液淤滞产生的大量酸性物质及代谢产物，会对心脏产生明显的抑制作用，使得血压下降，心率减慢，CVP 上升。应及时根据实验室结果纠正酸中毒和电解质紊乱，必要先给予肾上腺素。

【注意事项】

1. 术后继续进行保肝、利胆治疗。

2. 纠正凝血功能障碍。

（六）腹腔镜手术麻醉

【手术特点】

1. 人工气腹的影响：腹腔镜手术需行人工气腹。其主要影响包括：膈肌抬高，通气量下降；二氧化碳吸收导致呼吸性酸中毒；心脏舒张功能受限，心排血量下降；二氧化碳易弥散，手术操作中若有损伤，可能会引起气胸或皮下气肿。

2. 体位影响：手术部位的不同往往需要不同的体位支持。头高位时，心排血量下降明显；头低位时，加重呼吸功能影响。

3. 手术意外：经皮穿刺时。有可能造成腹腔内大血管损伤。一旦发生，情况十分危急，应做好应急准备。

【术前准备】

除严重的肺功能障碍者，均适合行腹腔镜手术，术前准备同常规开腹手术。

【麻醉选择】

硬膜外阻滞时，气腹会使病人产生较强的不适感，故绝大多数麻醉医师喜欢选择全身麻醉。

【麻醉管理】

术中应维持足够的通气量，以维持血氧浓度，避免呼吸性酸中毒。同时应维护血流动力学稳定。必要时，可要求手术暂停，使二氧化碳从创口排出，待病人情况稳定后再行手术。

【注意事项】

1.在复苏过程中应继续给予足够的通气量，防止低氧血症。

2.对有恶心、呕吐者可给予甲氧氯普胺片昂丹司琼予以治疗。

第四章　胸腔手术麻醉

【手术特点】

1. 胸腔手术病人年龄大者居多，术前一般情况差，特别是食管癌因进食困难，常合并严重营养不良、低蛋白血症和水、电解质紊乱；术前肺功能异常者常见，急症胸部外伤、肺癌、气管内肿瘤术前常合并呼吸功能不全。因此，术前评估和准备非常重要。

2. 胸腔手术大多是开胸手术，开胸后因胸内负压消失，常出现纵隔摆动和反常呼吸。需气管内插管人工控制呼吸消除纵隔摆动和反常呼吸。胸腔手术如肺叶切除、食管癌根治术，术中常挤压肺部，易导致手术侧肺感染向健侧肺扩散；手术操作对肺部的反复刺激可导致支气管痉挛。

3. 胸腔剖开后胸膜表面体液额外丧失，胸腔手术过程可能失血较多，因此术中、术后输液偏多，并需充分补血。另外胸腔手术采用侧卧位较多，气管导管较易扭折、脱出或堵塞；体位不当易致上臂过伸或肩垫压迫引起臂丛所属神经损伤。

【术前准备】

1. 麻醉前评估：

（1）一般情况评估：对开胸手术病人必须做全面的病史复习和体检，尤其对可能增加术后肺并发症的几个因素（表 4-1）更应重视。

表 4-1　术后并发症的相对发病率

肺功能异常，正常	23 / 1
吸烟 / 不吸烟者	4/1
年龄>60 / <60 岁	3/1
体重超重（>20%）/ 不超重	2 / 1

（2）呼吸情况评估：应着重了解病人肺功能损害程度与储备功能、呼吸道分泌物、呼吸道感染情况。

1）首先了解病史和体征：有无呼吸困难、发绀、杵状指，有无呼吸功能不全，每天分泌物量，X 线检查，血气分析。

2）几种简易的心肺功能测定：①吹火柴试验，病人在张口而不噘起嘴唇的口型下吹气，如能吹灭唇前 5～7 cm 远的火柴火焰，说明此病人第 1 秒时间肺活量（FEV_1）大致正常，否则可能存在呼吸道阻塞性肺部疾病。②屏气试验，在平静呼吸后屏气时间能达到 15～20 秒。或深呼吸数分钟后再深吸气，屏气时间不能达到 30 秒，至少可提示心肺功能储备不足。③体力负荷试验，除用于心脏功能测定外，在一定程度也可反映肺功能的优劣。应用“转动踏板”法测定时，如病人在转速为 1.3 m / s，倾斜 10° 的条件下，不能坚持踏完 2 分钟，行全肺切除术时的危险性很大。

3）肺功能测定：对开胸手术病人尤其对老年人尤其必要，最大自主通气量（MVV）及第 1 秒用力肺活量较能说明问题（表 4-2）。

表 6-5 中病人符合其中任何 1 项，开胸手术尤其是全肺切除术应特别慎重。

表 4-2　肺手术危险性的肺功能测定值

最大通气量（MVV）	〈预计值的 50%
第 1 秒时间肺活量（FEV_1）	<2 L 或〈总时间肺活量的 50%
残气量 / 肺总量比值	>50%
呼吸空气条件下 $PaCO_2$	>45 mmHg

（3）循环系统情况评估：了解病人有无高血压、冠心病、心功能不全、心律失常病史，如有则需做相应处理。询问病人如能承担家务劳动或登 3 楼无显著气喘者，且憋气试验超过 30 秒者，说明病人心肺功能尚可，反之代偿能力欠佳，更进一步检查是心脏 B 超，了解心脏结构和心功能检查。

2. 麻醉前准备：

（1）全身情况准备：包括一般情况准备，增强营养，纠正贫血及水、电解质紊乱，吸烟者应停止吸烟 2 天。长期卧床者应争取下床活动以改善肺功能储备。

（2）呼吸系统准备：积极改善呼吸功能，术前适当呼吸锻炼，控制呼吸道感染，尽量减少分泌物，进行咳痰练习等。

（3）循环系统准备：高血压病人术前需进行适当的抗高血压治疗；缺血性心脏病的病人，术前应采取预防心肌梗死发生的措施，如麻醉前用硝酸甘油贴剂；并发肺心病的病人，术前应控制肺部感染，强心利尿，控制水肿，但应用洋地黄制剂时，需注意洋地黄中毒。

【麻醉选择】　目前多认为胸腔内手术以气管内或支气管内插管人工控制呼吸较为安全。诱导多采用咪达唑仑、硫硫喷妥钠、丙泊酚、芬太尼等加肌松药。维持麻醉为上述药物分别间断静注，吸入卤族类麻醉药恩氟烷、异氟烷等。

【麻醉管理】

1. 监测要求：对于一般胸腔手术均应进行心电图（ECG）、血压、SpO_2 和呼气末二氧化碳分压（$P_{ET}O_2$）或血气分析的监测，对病情危重者尚需进行血流动力学（包括心排血量、肺动脉压等）监测，单侧肺通气时 $P_{ET}CO_2$ 及血气分析尤为重要。

2. 全身麻醉过程麻醉深度的掌握：在胸腔内手术过程中，于切皮、刮除肋骨骨膜、剖开胸腔前及肺门周围探查等阶段，刺激均较强烈，麻醉均应适当加深。尤其是探查肺门周围时。如麻醉深度不够易致过度应激反应、血压剧烈波动、心律失常等。

3. 呼吸管理：根据胸腔手术特点，呼吸管理应注意以下几个方面。

（1）确保呼吸道通畅，防止向健侧肺扩散感染：剖胸后的肺萎缩及手术操作，均可能把病灶处分泌物或血挤压到气管甚至对侧总支气管，肺组织切除操作过程中尤其切除支气管时，可能有分泌物或血流入健侧肺，引起呼吸道阻塞及肺不张，因此麻醉中随时进行呼吸道吸引，保持呼吸道通畅非常重要。此外防止因体位变动、导管移动而致气管导管扭曲，斜口贴于气管壁而致呼吸道梗阻，防止气管导管脱出或插入过深误入支气管，防止各种原因引起的支气管痉挛，对保持呼吸道通畅很重要。

（2）进行正确的呼吸管理：胸腔手术一般均应采用气管内插管全身麻醉，应用肌松药下人工控制呼吸。它可避免手术侧肺萎缩，减轻或避免纵隔摆动及反常呼吸的发生。胸内手术中多需吸入高浓度氧及足够的通气量（10 ml / kg），由于剖胸后肺与胸廓顺应性均降低，吸气正压应稍高于非胸腔手术，稍高的吸气力可使不张的肺泡再扩张，改善 V_A / Q 比值，防止术后肺不张。术后应监测 PaO_2 和 $PaCO_2$，尽量保持其在正常水平。

4. 输液输血管理：胸腔内手术因创面失液较多，再加上开胸后一侧胸内负压消失导致回心血量减少，全身麻醉控制呼吸采用的间隙正压通气升高肺内压，也可致回心血量下降。因此，胸内手术除非有禁忌证，一般早期要快速输入一定量的液体（成人约 500 ml），为增加回心血量可适当逾量输血输液，估计术中可能出血多的病人，应行中心静脉压监测来指导输血输液。

5. 双腔气管导管的应用：双腔气管导管在胸腔手术中应用越来越多。它可防止分泌物及血液向健侧肺扩散，可方便手术的顺利进行。在应用中应注意以下几点：①尽量缩短单肺通气时间，患侧肺应间断被吹张，以防止术后肺不张的发生；②单侧肺通气时潮气量适当降低，呼吸频率加快，避免过高呼吸道压，维持较理想的每分通气量；③单侧肺通气时必须有 SpO_2 和 $P_{ET}CO_2$ 监测，最好能定时血气分析；④如遇缺氧、二氧化碳蓄积，应立即恢复双肺通气。

【术后处理】

1. 气管内全身麻醉病人应在自主呼吸完全恢复且潮气量符合生理要求，肌肉松弛作用完全消失，神志基本清醒后，方可拔除气管导管；在循环欠佳的病人，尚应在循环功能恢复稳定，血压平稳后才可拔管。在未拔管前，应继续机械通气或手法辅助呼吸，直到拔管为止。拔管前应尽量吸净呼吸道内分泌物及血液，并在基本吸净后应加压通气以配合术者重建手术侧胸膜腔正常负压。支气管内插管或双腔导管插管的病人，在未达到上述拔管条件前，应把支气管插管插到气管内或把双腔导管拔除，改插气管内导管。如术后达不到上述拔管条件，需带管送回监护室。

2. 病人完全清醒后如仍需处于侧卧位，一般手术侧应向上，但在全肺切除病人，手术侧应向下。

3. 术后切口痛可影响呼吸运动，降低潮气量及肺活量，因此术后镇痛措施较其他部位手术更为重要。除应用常规的麻醉性镇痛药外，尚可应用连续硬膜外镇痛法。

【注意事项】

1. 胸部创伤：胸部创伤较为常见，且伤情较为复杂。麻醉前应迅速在短时间内对全身受伤情况作较全面的了解，对发现的情况应做出迅速的处理，如张力性气胸在麻醉前需行胸膜腔闭式引流术，心脏压塞者应行心包穿刺引流或麻醉后迅速切开心包减压。创伤性膈疝或饱胃者应迅速插胃管做胃肠减压，胸部创伤病人麻醉前同时应注意其他部位创伤及脏器创伤。

2. 肺部手术：肺叶切除术后对呼吸、循环生理影响较小，其麻醉处理基本上已如前述。全肺切除术一侧肺组织全部切除后。余肺换气面积只剩下原来的一半．而肺血流量却可能增加 1 倍，因此 V_A / Q 比值明显下降。严重影响肺血的氧含量。手术侧胸腔内空洞无物．纵隔及健侧将向手术侧明显移位．可严重影响心肺功能。因此，除胸内手术的一般麻醉处理外，需进行一些特殊处理：①全肺切除后的通气量和通气压力应有别于其他手术，应稍低于肺叶手术。②缝闭胸腔时应在术侧胸腔内灌注适量的等渗盐水，防止纵隔移向术侧。③术毕安置胸膜腔引流管应放于前胸上部，禁用负压引流。④全肺切除后输液输血应适当控制，最好在 CVP 监测下。⑤术中、术后应加强呼吸、循环的监测，防止呼吸、循环功能衰竭。对术前分泌物多者即所谓“湿肺”病人及肺癌病人术前有支气管侵犯者，最好应用双腔气管导管，防止健侧肺污染，甚至堵塞健侧主支气管。术毕注意患侧肺复张，防止气胸致肺萎缩。

3. 食管癌根治术：食管癌病人一般年龄大，心肺功能储备差，长期进食困难致营养不良、贫血、低蛋白血症，水、电解质紊乱，术前应予以纠正。麻醉诱导及维持同胸部手术麻醉处理，但应特别注意药物对循环的抑制。为方便手术多选用双腔气管导管。术中分离食管时可因心脏受压或迷走神经兴奋致血压下降、心动过缓、心律失常甚至心脏停搏，应高度注意。如发生此情况应暂停手术进行相应处理。分离粘连时可致对侧胸膜破裂，大的容易发现，小的空气易进难出致张力性气胸，术中听诊非常重要。处理方法勾扩大裂口，健侧用力鼓肺排气后再修补。

4. 纵隔肿瘤切除术：纵隔肿瘤一般来讲，麻醉与一般胸腔手术相比无特殊，但体积大的压迫气管或支气管，术前有被动体位、呼吸困难的病人一定要注意，最好采用表面麻醉下行清醒气管内插管，而且插管的深度必须超过受压部位.如不能则采用在股动、静脉部分转流后再麻醉方安全。如纵隔肿瘤压迫大血管、心脏，在分离肿瘤时.因刺激或压迫大血管.心脏可引起血流动力学剧烈波动、心律失常，应严格观察，及时对症处理。

5. 胸腺肿瘤切除术：胸腺瘤是纵隔肿瘤的一种.但胸腺瘤可并发重症肌无力，因此处理不同于纵隔肿瘤。术前准备应充分了解呼吸肌、吞咽肌的肌力，肌力明显低下者应使用抗胆碱酯酶药新斯的明或溴吡斯的明，测定通气功能及

X 线胸片了解肺功能。肺功能明显低下者宜延迟手术。

术前用药：重症肌无力病人呼吸储备低，术前用药应慎重。病情轻者可用适量苯巴比妥钠、地西泮均可，以小剂量能镇静，又不抑制呼吸为原则，病情重者镇静药最好不用，但阿托品都用。

麻醉方法的选择：麻醉诱导现多主张平衡麻醉方法，静脉麻醉药如丙泊酚、依托咪酯、硫硫喷妥钠及吸入药氧化亚氮、恩氟烷、异氟烷均可应用，但麻醉深度不宜过深。过去长期认为非去极化肌松药加重肌无力的症状。而被视为禁忌，而去极化肌松药用后无异常反应，认为是本症唯一可用的肌松药。但近年来的研究和临床证明可使用非去极化肌松药，如阿曲库铵，但应减量（为正常者的 1／3～1／2）。有的病人可不用肌肉松弛。术毕，自主呼吸恢复良好，病人清醒可拔除气管导管，但应注意监护。防止病情反复。自主呼吸恢复不好的应控制呼吸或辅助呼吸，直至能安全拔管。此时间长短不一，我院有 1 例病人术后呼吸支持长达 1 个月。

6. 气管内肿物切除与气管重建术：气管切除与重建术的麻醉处理较复杂，要进行手术的病人术前多伴有呼吸困难或呼吸道梗阻，因此麻醉前应借助于胸部 X 线片及 CT 了解肿块的大小、位置（尤其距隆嵴的距离），以及呼吸道堵塞的情况，术前常规行通气功能测定。

麻醉诱导方式视呼吸道梗阻程度而采用清醒气管内插管或麻醉诱导后气管内插管术。对于呼吸道梗阻尚未构成通气显著困难者，如肿物位置较高，可先行气管内插管。如选用较细导管，可试行将管端通过肿物，但不宜勉强，管端不易通过肿物时，可将其置于肿瘤之上，以免损伤肿瘤致出血或肿瘤组织脱落造成呼吸道的梗阻。手术期间切断气管时，需将第 2 根气管导管自气管断裂处插入。如肿瘤侵及隆嵴、气管下段，此时可将第 2 根气管导管直接插入一侧的支气管断裂处，吻合口后壁吻合完毕即可拔出第 2 根气管导管，并将最初插入的气管内导管向下插入至一侧支气管内或通过吻合口，并以此导管维持通气。假如第2根导管插入一侧支气管行单肺通气时出现低氧血症，可采取未通气侧的支气管内插管并通气。手术结束后，一定证实吻合口无漏气才能关胸。

第五章　心脏及大血管手术麻醉

一、麻醉管理问题

1.心功能储备能力下降：心血管病病人心肌收缩力、心肌的氧供需平衡往往已处于相当程度的代偿状态，其心功能储备能力下降，因此麻醉及术中维持其血流动力学的稳定非常重要。应细心观察术中的每一个变化，以便在开始发生变化时就能察觉，甚至在发生变化前就能预测。以利于及时、正确地处理。

2.各种心脏疾患引起的血流动力学障碍和有关危险：各种心脏疾患引起的血流动力学障碍不同，麻醉医师在术前应了解其特点。尤其是有右至左分流的病人，即使使用高浓度氧吸入，仍存在低氧血症。此外，静脉输液管道中的微量气泡即可造成脑血管或末梢血管的栓塞，麻醉医师应对此有所警惕。

3.手术切口对血流动力学的影响：无论是正中胸骨切开还是肋缘下切口，均可使心脏、大血管移位，使心室容量减少，后负荷增加，静脉回心血量减少，造成循环和呼吸功能的紊乱。麻醉医师应严密观察血流动力学的变化，必要时提醒手术者注意。

4.因手术操作所致的大出血：心功能减退的病人对出血的代偿能力有限，因此术前对出血量应有充分的预计，尤其是心脏及大血管出血时，输血、补液不能延误。术前必须选择至少>18 G的留置针，以保证静脉通路通畅。

5.术前治疗药物与术中用药的关系：术前用利尿药的病人容易发生水、电解质平衡紊乱；用强心苷的病人术中容易发生心律失常；用β受体阻滞药或钙拮抗药的病人容易导致术中低血压，并可使心肌在复搏后收缩无力；用华法林等抗凝血药的病人则可使术中出血增多等。术前常用药物的停药时间见表5-1。很多情况下因治疗需要而不能停药，因此我们的体会是术前是否停药以维持病人术前最佳状态为原则。

表 5-1　术前常用药物的停药时间

药　物	停药时间
洋地黄制剂	术前 24 小时
β 受体阻滞药	术日晨
钙拮抗药	术日晨
利尿药	术前夜
阿司匹林	术前 9 周
华法林	术前 2～3 天

6. 麻醉药的选择：麻醉性镇痛药因其对心血管系统影响轻微，曾作为心脏麻醉的主要用药，但随之带来的长时间呼吸抑制使术后机械通气及重症监护室（ICU）滞留时间延长，医疗费用增加。近 10 余年来随着新药开发、外科手术技术的提高及新术式的应用，选用各种麻醉药物（包括麻醉性镇痛药、苯二氮卓类药物、丙泊酚、硫硫喷妥钠、吸入麻醉药等）进行平衡麻醉，减少麻醉性镇痛药物的总剂量，缩短机械通气及 ICU 滞留时间，降低医疗总费用已成为心脏麻醉的主流。多种不同的麻醉管理方法（全身麻醉或联合椎管内阻滞）已安全用于心脏手术病人。虽然各种麻醉药物的作用部位和机制不同，但在心脏麻醉中均可达到目标血流动力学。因此，用于非心脏外科手术的麻醉药对于心脏手术病人同样是安全、有效的。其关键有 2 点：①监测；②麻醉医师应掌握心脏病人病理生理、麻醉药和心脏病人术前常用治疗药物的药理学基础知识以及对术中各项监测参数变化的正确认识、判断和处理。

二、先天性心脏病手术麻醉

先天性心脏病病人多为小儿，因此在先天性心脏病病人的麻醉中要注意小儿与成人的区别。如低氧血症时成人往往首先出现心动过速，然后才是心动过缓直至心脏停搏；而小儿心动过缓则为最早出现的症状。又如在正常情况下，成人左心室舒张末容量（即前负荷）增加时，心排血量增加，而小儿尤其是婴幼儿则无此正相关，而与心率呈依存关系。

【术前准备】

1. 术前评价：术前评价的主要项目见表 5-2。

表 5-2　术前评价的项目

病史
了解现病史及目前的治疗用药情况（如洋地黄类、β 受体阻滞药等）
有无活动受限
有无并发症（如肺炎、脑脓肿、栓塞等）
有无既往手术（如姑息性手术）及麻醉的并发症等
体格检查
体重、身高（是否与实际年龄相符）
呼吸道、胸廓有无畸形
有无呼吸困难、发绀、呼吸频率增快、异常呼吸音
有无异常心音
辅助检查
胸部 X 线
心电图
心脏超声检查（应注意分流的有无及分流量、肺动脉压及心功能）
心导管检查（应注意各心腔的氧饱和度、分流量、肺动脉压及是否合并其他的心内畸形）
血常规、血生化、血细胞比容（HCT）等
肝肾功能、尿检查
凝血功能检查

2. 术前禁食、禁水：小儿容易发生脱水和低血糖，尤其是发绀型心脏病儿，

如禁水时间过长，可使血液黏度进一步升高，故应根据不同的年龄实施不同的术前禁食、禁水时间（表 5-3）。

表 5-3　小儿术前禁食、禁水时间

	禁食（含牛奶）	禁　水
新生儿	4 小时	2 小时
1～6 个月	6 小时	4 小时
6～36 个月	8 小时	6 小时
>36 个月	术前日就眠后	术前日就眠后，即>8 小时

3. 术前用药：应尽可能少用肌注的方式给药，当病儿合作时无须用镇静药，不合作时则经口或经直肠给药，不得已时才肌注给药。镇静药或东莨菪碱不但可使术后苏醒延迟，而且可延长术后的经口摄食时间，故无特殊理由，可以不用此类药物。现代麻醉已不同于乙醚时代，多数药物无刺激呼吸道、增加分泌物的作用，相反应用抗胆碱药所致的呼吸道过分干燥反而有害。如为抑制迷走反射而用药，应经静脉给药效果才确切，肌注往往无效。此外，镇静药或麻醉性镇痛药作为术前用药。多有不同程度的呼吸抑制作用，因此用药后必须加强观察。如出现明显的呼吸抑制应及时处理，以防通气量不足造成低氧血症使肺血管阻力增大，尤其是对存在右向左分流的病人可使分流量加大，病情恶化。对于不合作的病儿尤其是存在右向左分流的病儿，可让病儿父母抱着病儿在手术室门口，由麻醉医师用氯胺酮 5 mg / kg 和阿托品 0.02 mg/kg 的混合液行肌注，较为安全。

（1）常用药物：①阿托品，0.01～0.02 mg / kg，体重<5 kg 的病儿 0.1 mg 即可。②东莨菪碱，0.01～0.02 mg/kg。既往前 2 种药物均在麻醉前 30～60 分钟肌注，现为了避免用药后的不适感多在麻醉诱导时由静脉内给药。③镇静

药.地西泮 0.4～0.6 mg/kg，麻醉前 30 分钟口服或咪达唑仑 0.15～0.3 mg/kg，麻醉前 15 分钟口服。④麻醉性镇痛药，吗啡 0.05～0.15 mg/kg，麻醉前 30～60 分钟肌注。值得注意的是小于 18 个月的病儿术前用药容易导致呼吸抑制和呼吸道梗阻。

（2）监测：无创监测应包括如下项目。①ECG；②无创血压；③体温；④脉搏血氧饱和度；⑤呼气末二氧化碳分压（$P_{ET}CO_2$）；⑥必要时应用经食管超声、脑电、脑氧饱和度监测等。

有创监测应包括以下项目。①动脉压；②中心静脉压；③必要时肺动脉压、左心房压等。

【术中管理】

1.保证呼吸道通畅：小儿的气管导管较细，容易扭曲，气管导管的位置应固定妥当。如插入过深容易造成单肺通气，过浅又容易脱出。对于幼儿，所用的气管导管一般不带气囊。管径以正好通过声门、在 15～20 cmH_2O 的压力下有轻微漏气为宜。小儿的气管管径小，且在声门下最狭窄，故当气管内插管在声门下受阻时应换细 1 号的气管内插管，切忌粗暴硬插。

2.通气：与小儿的功能残气量相比，小儿的氧耗量和二氧化碳的产生量相对较多，因此与成人相比，通气不足所致的影响出现较早。尤其是通气不足引起酸中毒、低氧血症时可使肺血管阻力增大，应予以重视。小儿机械通气时建议用 10～15 ml/kg 的潮气量。术中再根据血气分析结果调整。

3.吸入气的湿化：吸入干燥的气体不仅对呼吸道黏膜有损伤，而且可使分泌物干燥，由此可形成自身呼吸道的狭窄、闭塞，引起术后的肺部并发症。因此在麻醉管理中应注意吸入气的湿化问题，简易的方法可使用小儿人工鼻。

4.体温的保持：体外循环中体温的变动很大.在停止体外循环后要注意保温，有条件时可使用变温毯和输血加温器对体表和输入液体加温，以防体温过低对末梢循环及凝血功能造成不利。

5.输血和输液：术前应计算好小儿的正常液体需要量、允许出血量等，术中根据监测及时补充失血、失液量，注意单位时间的输入量，避免超负荷输注。

（一）非发绀型心脏病手术麻醉

非发绀型心脏病主要有房间隔缺损（ASD）、室间隔缺损（VSD）、动脉导管未闭（PDA）、主动脉缩窄、主动脉窦瘤等。此类病人在病程早期无发绀。

【病理生理】

1.房间隔缺损：因心房间隔缺损，造成心房水平的左向右分流。分流量取决于缺损的大小和两房间的压力差。因肺循环能容纳大量的血液，即使在肺循环的流量已为体循环的2～3倍.仍能维持正常的肺动脉压；而长时间、大量的左向右分流，则可使肺动脉内膜逐渐增生、中膜增厚，形成肺动脉高压，右心负荷增加；若此时病变仍未矫正则可使肺动脉压越来越高，右心不堪负荷使右心房压超过左心房压，而导致右向左分流。

2.室间隔缺损：在正常情况下，左心室的收缩压可达到120 mmHg，而右心室收缩压只能达到30 mmHg，两者有悬殊的差异。因此当室间隔缺损时，存在左向右分流。分流量的大小及分流的方向取决于缺损的大小和两心室间的压力差。小的室间隔缺损，左向右分流量小，对血流动力学的影响小，肺血管阻力正常或略偏高；中等或较大的室间隔缺损，则可产生大量的左向右分流，肺血流量增多，肺血管阻力增高，肺小血管内膜和中膜增厚，直至发生器质性改变，右心室负荷增大而肥厚；巨大室间隔缺损，左向右的分流量大，肺循环血流量大而使肺小血管较早即出现阻力增大，内膜及中膜增厚，肺间质也出现纤维化。随着右心室压力的升高，接近甚至超过左心室压，左向右分流量减少，出现双向分流，最后形成右向左分流。

3.动脉导管未闭：因动脉导管未闭构成了主动脉和肺动脉间的一条异常通

路，体循环血液向肺循环分流，分流量的大小则取决于导管的粗细和肺循环的阻力。左向右分流使肺循环的血流量增多，左心系统的回心血量增加，左心室的容量负荷增加，导致左心室肥厚、扩大，甚至心力衰。肺循环的血流量增加，使肺血管收缩，肺动脉压增加，随之肺血管内膜及中膜发生增厚，肺动脉压进一步增高，右心室负荷增加，可引起右心室肥厚、扩张，甚至右心衰。

4.主动脉缩窄：主动脉缩窄一方面使左心室后负荷增加，另一方面为了保证全身的血液供应，左心室必须增加作用，这样使狭窄的近心端血压升高，左心室肥厚、劳损，甚至出现左心衰，脑部血管也因长期高血压的影响而产生动脉硬化；缩窄远端则血流减少，血压降低，甚至测不到。冠脉则可因心室肥厚及心室内压的增高而使血供减少，容易发生心肌缺血。近心端的血流通过锁骨下动脉的分支与胸部和下半身的动脉沟通.形成广泛的侧支循环，增粗的侧支循环动脉不仅可压迫附近的器官，而且可使术中出血增多。

5.主动脉窦瘤：系主动脉窦壁在主动脉压力作用下因先天发育缺陷、外伤或细菌性心内膜炎等原因。使主动脉窦壁变薄呈瘤样扩张。如瘤体破至邻近心腔、心包腔或肺动脉，产生心腔内分流时即称为主动脉窦瘤破裂。窦瘤因常破入右心房、室，故可产生大量的左向右分流，引起心腔容量负荷增加，心室代偿性肥大。如窦瘤扩张致主动脉瓣环扩张，可使主动脉瓣移位或脱垂，产生主动脉瓣关闭不全，主动脉的压力因大量的左向右分流及主动脉瓣关闭不全，可使舒张压降低、脉压增宽，容易导致动脉供血不全。此外，如瘤体过大，压迫右心室或左心室流出道，则可造成心室负荷增加，冠脉供血不足，心肌缺血甚至心肌梗死。

【麻醉管理】

1.房间隔缺损、室间隔缺损、主动脉窦瘤：①避免肺动脉压增高，保证动脉血氧合。在 ASD、VSD 及主动脉窦瘤破裂的病人，其肺血流量增加的程度决定了其疾病的轻重，因此在麻醉管理上应尽可能避免其肺动脉压增高。合并肺动脉高压的病人，因肺血增多，术前常有反复呼吸道感染的病史。此类病人分泌物可能较多，麻醉中必要时应予以呼吸道内吸引，以保证呼吸道通畅。术前吸氧有益于降低肺血管阻力，改善全身状况。术前应用硝普钠或硝酸甘油等血管扩张药降低肺动脉压尚有争议。麻醉中在保证体循环血压的情况下可持续微泵输注扩血管药物以降低肺动脉压，但应掌握合适的剂量，避免与麻醉药协同作用后造成体循环低血压。在体外循环前为保证动脉血的充分氧合，可用100%的纯氧来行机械通气，避免应用氧化亚氮加重肺动脉高压。②避免体循环低血压。麻醉用药多采用对心肌抑制较轻的芬

太尼。在年幼病儿，大剂量芬太尼容易造成血压下降。故推荐少量多次(0.05 mg / 次）或微泵持续给药[10μg / (kg·h)]。对于无右向左分流，或存在左向右分流、心功能良好的病儿，为了使术后早期拔除气管内插管可用吸入麻醉药为主的麻醉方法，如以氟烷或七氟烷吸入缓慢麻醉诱导，待病儿进入麻醉期后连接各种监测仪、建立静脉通路、给予泮库溴铵或维库溴铵或阿库溴铵后行气管内插管，术中以吸入麻醉药为主要的维持用药，但避免吸入浓度过高造成低血压。③ASD、VSD 修补后要注意心脏的传导系统有无受损，对可疑病人应置临时起搏导线并在关胸前确认起搏导线安置位置正确、起搏功能正常。④主动脉窦瘤扩张所致的主动脉瓣关闭不全时在麻醉管理中应兼顾主动脉瓣关闭不全的某些特点，防止冠脉供血不全。

2.动脉导管未闭：①因手术多采用右侧卧位，术野狭小，心脏受压容易造成血压下降、心动过缓、心律失常.而 PDA 一旦破裂后果则不堪设想，故手术者必须动作轻柔，麻醉医师应尽可能创造良好的手术条件，对于年龄大、动脉导管较粗的病人，在分离导管开始就应适当实施控制性降压。降压可用硝普钠、硝酸甘油或三磷酸腺苷等便于调节的血管扩张药。②术中应避免输液过量。③

因术中肺部受压，要注意防止通气不足。避免低氧血症引起肺血管收缩甚至造成急性心功能不全。④对于婴幼儿要注意保温。⑤PDA 结扎后舒张压应该上升（有时收缩压也上升），经食管听诊杂音应消失。⑥对近年来广泛开展的 PDA 封堵术病人的麻醉在处理上应遵循 PDA 病人的麻醉管理原则，但在实施中应根据介入手术的特点及不同病人的需求，采用监测下的麻醉管理（monitored analgesia care，MAC），即镇静（小剂量咪达唑仑或丙泊酚）、镇痛（小剂量镇痛药联合局部麻醉）加监测，备用气管内插管等抢救物品，简化麻醉操作，如有创动脉压监测可利用介入手术放置导引导管外鞘连接压力监测。因手术创伤小，几乎无失血，更应严格控制输液量，在封堵前即开始扩血管、降压，防止封堵后的高血压。

3. 主动脉缩窄：①用异氟烷、七氟烷麻醉对于血压的调控更为有利。②手术通常采用右侧卧位，术中需阻断左侧锁骨下动脉的场合较多，故应行右侧桡动脉穿刺置管测压，同时行股动脉或足背动脉穿刺置管以监测下半身的血压。③由于侧支循环丰富，术中出血量多，应及时补充。④在主动脉阻断时，后负荷的急剧增高容易造成急性心功能不全，因此在阻断开始前的即刻起即应加深麻醉，适当应用扩血管药物。值得注意的是，重度主动脉缩窄时因侧支循环过于发达而在主动脉阻断时，血压的升高程度较轻。在主动脉阻断解除前几分钟，应开始扩容，使循环血量增加，并备好多巴胺等升压药，以防止开放后的低血压。⑤为了防止高位主动脉阻断后的并发症，提高手术安全性，这类手术现多在左心转流下进行，为便于手术操作，麻醉采用双腔气管内插管，萎陷手术侧肺，此时应遵循单肺通气的原则。⑥术中存在膈神经损伤的可能，术者和麻醉者均应有所警惕。⑦手术结束后，发生高血压的情况较多，必要时应使用血管扩张药。

（二）发绀型心脏病的麻醉

发绀型心脏病主要的疾病有法洛四联症、完全性肺动脉闭锁、主肺动脉右心室起始症（右心室双出口）、大血管转位症、单心室、Ebstein 畸形等。

【病理生理】

1. 法洛四联症：法洛四联症主要的解剖异常在于肺动脉狭窄、主动脉骑跨、室间隔缺损和右心室肥大。其血流动力学特点为：①肺动脉狭窄使右心室流出道狭窄，肺血流量减少；②右心室血液直接进入骑跨的主动脉，使动脉血氧分压降低；③肺的血流量取决于右心室流出道、肺动脉狭窄的程度及体 / 肺血管的阻力比，即体循环血管阻力降低、肺血管阻力增高时右向左分流增加，肺血流进一步减少，低氧血症及代谢性酸中毒加重。

2. 完全性肺动脉闭锁：从右心房来的静脉回流血，经未闭的卵圆孔或存在的房间隔缺损，进入左心房或左心室。此类病人肺血流的多少有赖于未闭的动脉导管或其他的侧支循环。由于存在右向左分流及肺血流的明显减少，故病人往往表现为明显的发绀。

3. 右心室双出口（double outlet right ventricle，DORV）：血流动力学的变化随室间隔缺损和主动脉、肺动脉间位置关系的不同及有无肺动脉狭窄而有所不同。若无肺动脉狭窄、肺血流量增多，可无发绀；伴有肺动脉狭窄时，血流动力学的改变类似法洛四联症。总的特征是经室间隔缺损的左向右分流是左心室的唯一出口，右心室压与左心室压几乎相等。

4. 大动脉转位：是一组复杂的先天性心脏畸形，其主要特征是主动脉口和肺动脉口同左、右心室的连接关系异常和（或）这两根大动脉之间的关系位置异常。其从形态学上可分为 4 型：单纯型（TGA）、功能矫正型、解剖矫正型（MGA）、解剖功能双矫正型。

（1）单纯型完全性大动脉转位（TGA）：系两条大动脉与心室的连接互换，即右心房→右心室→主动脉，左心房→左心室→肺动脉，形成体循环和肺循环分别循环的非生理状态，婴儿要存活必须有赖于心内左向右和右向左（如房间隔缺损、室间隔缺损）的双向分流（有效分流）。分流量越大，有效血流越多，血液混合越充分，存活的可能性越大。不矫正则不能长期存活。

（2）功能矫正型大动脉转位（简称矫正性大动脉转位）：系心房心室连接不协调、心室大动脉连接也不协调，即心室的出入口均不协调，呈单纯心室反位，但血流的生理功能正常。主动脉接受形态右心室（功能左心室）来自左心房的肺静脉氧合血，肺动脉接受形态左心室（功能右心室）来自右心房的体静脉血。因此，如无并存心内畸形的矫正性大动脉转位，其基本病变本身无临床生理意义，也无须手术矫正。但无心内畸形的矫正性大动脉转位少见，常并存室间隔缺损、肺动脉瓣或瓣下狭窄，或有三尖瓣发育不全、关闭不全等畸形需要手术治疗。

5. 单心室：又称共同心室、双入口心室。即心脏的一侧或两侧心室窦部和（或）室间隔缺如，仅有一个心室腔，有或无流出腔，一个心室腔通过两个房室瓣口或共同房室瓣口同时接受左、右心房的血液。常合并其他心内畸形，尤其是心脏的传导系统走行异常。其病理生理改变主要取决于单心室腔内体、肺静脉血液混合的程度及从单心室向主动脉和肺动脉排血阻力。如无肺动脉狭窄时，血液在单心腔内混合少，发绀轻，肺血多，容易发生心衰。如肺动脉狭窄严重，则血液在单心室腔内混合多，肺循环血液少，发绀重。

6. Ebstein 畸形（三尖瓣下移畸形）：其病理特征是三尖瓣位置下移，使三尖瓣狭窄或关闭不全，造成右心室发育不全。下移的三尖瓣将右心室分为房化室壁和功能右心室。

【麻醉管理】存在右向左分流的病人，当右向左分流增加时，低氧血症加重，可使心动过缓、心搏骤停的危险性增加。因此，麻醉管理的共同目标是：避免体循环阻力下降，防止肺血管阻力增加。

1. 防止麻醉药引起的低血压：麻醉诱导及维持仍选择对心肌抑制较轻、对肺血管无明显影响的芬太尼为主，辅以低浓度吸入麻醉药或小剂量丙泊酚、咪达唑仑等及非去极化肌松药。麻醉用药应从低浓度、小剂量开始，观察病人的血流动力学反应后再确定进一步的用药量，避免用药量过大造成的低血压。对于肺血流量减少的病人，吸入麻醉药的作用出现延迟，而静脉麻醉药的作用出现较早且作用增强，因此静脉麻醉药的用药量应减少。低浓度异氟烷或七氟烷的吸入可使右心室流出道狭窄缓解，但吸入浓度过大则可使体循环阻力下降，右向左分流增加，故在应用时应根据血压来调整。

2. 避免肺血管阻力增加的因素：病儿哭闹、浅麻醉下气管内插管或吸引、代谢性酸中毒、机械通气的潮气量过大等均可使肺血管阻力增加，而低血压可引起右向左分流量增加，使肺循环的血流量进一步减少而加重低氧血症。麻醉管理上应避免上述不利因素。对于哭闹的病儿可在病房口服咪达唑仑糖浆 0.5 mg / kg，使病儿入室后安静，结合术前 30～60 分钟在静脉穿刺部位给予经皮吸收局麻药涂剂或贴剂有益于消除穿刺痛；或用氯胺酮（2～5 mg / kg）作基础麻醉，使病儿入睡后再行静脉穿刺。对肺血流减少的病人，在矫正前可用低潮气量、稍快频率维持适当的每分通气量（$PaCO_2$ 维持在正常低限），以避免呼吸道压增高、肺毛细血管受压造成的肺血流的进一步减少。

3. 纠正代谢性酸中毒、防止呼吸性酸中毒：严重发绀病人，术前常已存在代谢性酸中毒，应在麻醉诱导后根据血气分析的结果予以纠正。对肺血流量减少的病人，$PaCO_2$-$P_{ET}CO_2$ 的差值增大。单纯根据 $P_{ET}CO_2$ 调节通气量往往造成通气量不足而形成呼吸性酸中毒，故此类病人的麻醉管理上血气分析必不可少。

4. 防止血细胞比容（HCT）过高、血液黏度增加造成的不良影响：对严重发绀、HCT>0.60 的病人，术前及术中要防止脱水，避免 HCT 的进一步增高。术前禁水时间不宜太长，必要时应尽早静脉内补液，术中应及时补充失水量，必要时可放出血液，补充液体和血浆，使 HCT 维持在 0.50 左右。

5. 术中及时补充失血量：当术中遇到循环血量减少、血压降低使右向左分流增加，输血、输液来不及时，为了避免血氧、血压过低造成的不良后果，可用去氧肾上腺素 0.05～0.1 mg / 次静注维持血压。当然，及时输血、输液仍为主要的治疗，应用去氧肾上腺素则为临时应急措施。此外，可补充适量的 5% 碳酸氢钠，即可以扩容又能治疗低血压所致的代谢性酸中毒，避免肺血管收缩。

6. 对于婴幼儿应避免心动过缓，必要时可用阿托品和儿茶酚胺类药物对症处理。对严重肺动脉高压的病人，需要增强心肌收缩力时可选用对肺血管影响较小的异丙肾上腺素或多巴酚丁胺，应用多巴胺时需注意可能使肺血管阻力增加。

7. 降低肺血管阻力的药物：对严重肺动脉高压的病人，术前吸氧、应用硝普钠或前列腺素 E1 等血管扩张药可使肺动脉压降低，麻醉中应持续微泵给药，但应掌握适宜的剂量，从最小剂量开始滴定给药，避免体循环血压降低。一氧化氮（NO）经肺吸入后可使肺血管阻力明显下降，而对体循环无作用，故适用于肺血管阻力增高及需要扩张肺血管的病人，磷酸二酯酶Ⅱ抑制药氨力农或米力农对降低肺动脉压、增强心功能有益，但要注意合用扩血管药物后造成动脉压过低。

8. 其他特殊问题：①对完全性肺动脉闭锁病人，体循环阻力降低或血量减少、心肌收缩力减弱均可使经 PDA 分流至肺循环的血流减少，发绀加重，应予避免。②颈动脉导管依存性的病儿应避免高浓度吸氧，可应用前列腺素 E_1，PaO_2 维持在 40～50 mmHg 即可。③单心室病人，发绀与肺血流呈依存关系。由于心脏畸形的关系，传导系统的位置多有异常，手术操作易使传导束受损。①Ebstein 畸形多合并有预激（WPW）综合征，术中容易发生快速性心律失常。麻醉管理上还应避免应用增快心率的药物。此外，可考虑从麻醉诱导开始就静滴利多卡因，以防止室性心律失常的发生。

9. 不合作病儿（尤其是存在右向左分流的病儿）常用麻醉方法：①肌注氯胺酮 2～5 mg / kg 及阿托品 0.02 mg / kg，使病儿入睡；②接各种无创监测仪并记录基础值，给氧；③建立外周静脉通路及桡动脉穿刺置管建立有创动脉压力监测；④芬太尼 10～20 μg/kg；⑤泮库溴铵或维库溴铵 0.1 mg/kg（或阿库溴铵 2.5 mg / kg）；⑥气管内插管，人工呼吸（低潮气量、略快频率维持 $PaCO_2$ 在正常低限的通气量）；⑦置胃管；⑧芬太尼（10～20 μg / kg）必要时辅助吸入 0.2%～1.2%异氟烷或 0.2%～1.7%七氟烷，间断追加肌松药；⑨行血气分析检查，根据结果调整呼吸机参数并纠正代谢性酸中毒；⑩体外循环前，大血管插管所致的出血、手术操作对心脏的压迫均可引起明显的低血压，应及时予以纠正；⑪体外循环后，因右心室心肌切口、补片等可使右心室功能减退，肺血流量增多使左心系统负荷增大，及时应用血管扩张药，降低前、后负荷，对左、右心室功能的恢复均有利，同时应保持稍快的心率（90 次 / min），以维持适宜的心排血量，因此，应合理选用血管活性药。

三、瓣膜手术麻醉

【术前准备】

1. 术前访视：

（1）查阅病历：了解病人的现病史、诊断与治疗措施及效果。

1）重点了解有无心衰、胸痛发作史，发作的频度、严重程度及治疗措施；有无意识障碍和神经系统症状及活动受限等状况。

反复心衰常常提示瓣膜病变已损害心肌功能，并可影响肺脏、肝脏、肾脏等重要脏器功能。神经系统症状常提示脑供血不全、脑栓塞。

心源性恶病质系由于心脏疾患使组织供血不全引起的全身营养不良。此类病人常有多器官功能减退。麻醉前用药及麻醉中用药应注意减量。

2）掌握目前治疗用药情况，特别应注意与麻醉药之间的相互关系。术前常用的治疗药物有：①洋地黄类药物和利尿药，心脏瓣膜疾病的病人术前常用洋地黄类药物和利尿药来控制心衰。洋地黄中毒的血药浓度为2 ng/ml以上，但个体差异很大，特别是受血钾、血镁、血钙浓度的影响。常用的利尿药有排钾利尿药如氢氯噻嗪，有时合并用保钾类利尿药如螺内酯等。洋地黄类药和利尿药一般术前不停药，但必须保持电解质正常，必要时应补钾及补镁。②血管活性药，术前除非心功能极差、血压难以维持的病人需要用兼有血管收缩作用的血管活性药以外，一般不用血管收缩药。相反，为了改善末梢循环、减轻心脏负荷，现常使用扩血管的药物。麻醉医师对于术前使用的血管活性药，应了解其作用机制，以便对麻醉中可能出现的低血压有所准备。⑧抗心绞痛药，常用硝酸盐类药、β受体阻滞药和钙拮抗药。此类药兼有血管扩张作用，一般持续用药至术前。注意点同血管扩张药。对用β受体阻滞药或钙拮抗药的病人，麻醉中应注意可能发生的心动过缓。④抗心律失常药，术前心律失常控制后即应停止使用该类药物。但有少数病人可能持续用药至术前。麻醉医师应熟知所用药物的作用、副作用和与其他药物间的相互作用，以便对可能出现的意外做好准备。⑤抗生素，许多抗生素可增强和延长非去极化肌松药的作用，特别是使用新霉素溶液冲洗创面或心包腔者多见，应予以注意。

3）了解其他合并疾患及重要的过去史、过敏史、手术麻醉史及家族史，特别是对伴有糖尿病、高血压、哮喘等病者，在麻醉药物选择及术中处理时应考虑这些疾患的特殊性。

4）结合病史、心电图、心脏彩超、胸部X线、心导管、心脏造影等检查结果判断心功能。对于心胸比例>0.8、射血分数（EF）<0.5、FS<0.3及有冠脉供血不足的病人，术中应特别注意保持心肌氧供需平衡，防止心肌抑制和心律失常。瓣膜病病人常伴有肺动脉高压、肺静脉压升高、肺血管外水分增加，细支

气管和肺泡水肿，肺的弥散能力和顺应性降低等，术前必须行肺功能检查和血气分析，以有利于术中和术后机械通气时的参数选择和处理。对有肝、肾功能不全的病人，术中用药应考虑对肝、肾功能的影响。肝功能不全者术中凝血功能减退，出血量增多；肾功能不全病人体外循环时可考虑加用超滤或搏动性体外循环（尚有争议）。

（2）访视病人：收集病历记录以外的病情资料，做与麻醉相关的检查（如气管内插管有无困难、各种穿刺部位有无异常、心肺听诊、Allen 试验、屏气试验等）。对麻醉、术中的问题给予必要的解释并取得病人的信任与合作，消除或减轻病人的紧张程度。

（3）填写术前访视单：对术前的检查工作做一系统复习与检查，防止遗漏，并对术前病人的情况做出正确的评价，下术前医嘱。

（4）术前用药：

1）术前晚催眠药：常用地西泮 5～10 mg，睡眠前口服。

2）术前用药：①抗胆碱药，主要为防止术中神经反射和抑制呼吸道分泌物。常用东莨菪碱 0.08 mg/kg 或阿托品 0.01 mg/kg，术前 30 分钟肌注（对于瓣膜病变以狭窄为主的病人应避免用阿托品）。由于此类药物可使病人产生不适感，故一般不用.必要时在麻醉诱导时经静脉给予。②麻醉性镇痛药.除了有镇痛、镇静作用外，还有降低代谢、减少氧耗的作用，对心脏病的病人有利。但应避免药物过量引起的呼吸、循环抑制，特别是二尖瓣狭窄的病人，可因呼吸抑制、缺氧而诱发严重的肺动脉高压。对于病情严重者应减量，并于术前用药后吸氧。常用的有吗啡 0.1 mg / kg 或哌替啶 1 mg / kg，术前 30 分钟肌注。对合并有哮喘者应避免使用吗啡。③镇静药，地西泮的镇静、健忘作用强，对循环抑制轻，且具有抗痉挛的作用，一般于麻醉前 1～2 小时口服 5～10 mg；咪达唑仑镇静、催眠、健忘作用强，对术前高度紧张的病人，可于术前 1 小时肌注 0.05～0.1

mg/kg；H_1受体阻滞药具有镇静、抗过敏、支气管扩张、血管扩张等作用。常用异丙嗪 25 mg 术前 30 分钟肌注。

（5）术前禁食及禁水：一般于术前夜 21 时开始禁食及禁水。

2.手术室前的准备：

（1）器械准备：

1）麻醉机：检查电源、气源、二氧化碳吸收器、回路、人工呼吸器、吸入麻醉药等。

2）插管用品的准备：咽喉镜、合适的气管导管、牙垫、胶布、听诊器、插管用管芯、口咽通气道或鼻咽通气道、利多卡因软膏、喷雾器及局麻药、润滑油、气管导管气囊用注射器等。

3）监测方面：①心电监测及所需电极、导电胶等；②血压（无创监测应选用合适的袖带，有创监测导管回路、传感器等的准备及校零）；③CVP 或漂浮导管用测压系统回路管道、传感器的准备及校零；④脉搏血氧饱和度仪及探头；⑤气体监测仪校正后备用；⑥体温监测及探头的准备；⑦心排血量测定用的冰及生理盐水的准备；⑧ACT 监测仪及专用试管的准备。

4）除颤器：应处于随时可用状态。

5）输液方面的准备：液体、输液导管、三通开关、延长管、输液泵、注射泵等。

（2）药品准备：

1）麻醉药：恩氟烷或异氟烷或七氟烷、芬太尼、吗啡、丙泊酚、地西泮或咪达唑仑、氟哌利多或氟哌利多醇等麻醉、镇静药及泮库溴铵或维库溴铵或阿库溴铵等。

2）心血管活性药：多巴胺、多巴酚丁胺、肾上腺素、异丙肾上腺素、阿托品、维拉帕米、尼卡地平、尼莫地平、硝酸甘油、硝普钠、前列腺素 E、利多卡因等。

3）其他药物：呋塞米、氯化钾、碳酸氢钠、氯化钙或葡萄糖酸钙、硫酸镁、肝素及鱼精蛋白等。

应根据病人的病情，选择适当的药物，在病人入手术室之前抽在注射器内备用。

【麻醉管理】

1.入手术室至麻醉诱导：①入手术室后连接ECG、无创血压、SpO_2，记录基础值后面罩吸氧。②局部麻醉下开放静脉通路，静注咪达唑仑1.5～3 mg、芬太尼0.1 mg加强镇静。重症病人减量，注意用药后的呼吸抑制。③局部麻醉下建立左侧桡动脉有创血压监测，并抽血行血气分析、血电解质、ACT、HCT等检查。

2.麻醉诱导至手术开始：在ECG、SpO_2、有创血压的监测下开始麻醉诱导。应根据瓣膜病变的特殊性按下列原则处理。

（1）二尖瓣狭窄：

1）血流动力学特点：①由于左心室充盈受限，心排血量明显减少。房颤、心室率增快时，因充盈时间缩短，使心排血量进一步减少；②左心房压上升引起的肺淤血、肺水肿及长期左心房淤血易形成血栓；③风湿性心脏病合并一定程度的心肌损害，易发生心衰、心律失常。

2）麻醉管理要点：①左心室充盈有限，应避免心动过速和心动过缓，特别是心动过速可使心排血量进一步减少；②在未建立有创动脉压监测前，应适当控制液体，防止肺水肿，必要时可加用呼气末正压通气；③注意左心房血栓脱落形成栓塞。

（2）二尖瓣关闭不全：

1）血流动力学特点：①心动过缓可使反流量增加；②左心室射血不全和反

流使心排血量减少；③末梢血管阻力增加时则心排血量进一步减少。

2）麻醉管理要点：①避免心动过缓（心率稍增快使反流量减少）；②降低末梢血管阻力（合用血管扩张药）；③适当补充液体维持有效血容量；④重症病人应积极行主动脉气囊反搏（IABP）治疗。

（3）主动脉瓣狭窄：

1）血流动力学特点：①心动过速可使心脏负荷增大，每搏量减少；②伴左心室肥大时心肌收缩力降低。

2）麻醉管理要点：①避免心动过速.维持正常心率；②避免末梢血管扩张，低血压时可用单纯α受体兴奋药来维持血压，以保证心肌供血；③防止心肌缺血；④维持有效的循环血容量。

（4）主动脉瓣关闭不全：

1）血流动力学特点：①主动脉瓣关闭不全时舒张压降低。冠脉血流量减少.容易诱发心肌缺血；③心动过缓时反流量增大，心排血量进一步减少；③末梢血管阻力增大时反流量增大。

2）麻醉管理要点：①避免心动过缓，维持心率稍稍增快状态；②末梢血管阻力的管理，既要防止阻力上升引起的反流量增加，又要防止血管过度扩张、舒张压过低引起的冠脉供血不足；③维持有效循环血量。

临床上有的病人常常是既有狭窄又有关闭不全.这时要看以哪种病变为主来决定处理原则，尤其是肌松药和血管活性药的应用，可在麻醉中根据病人对药物的血流动力学反应，随时调节用药的种类及剂量，以维持最佳血流动力学状态。

3.麻醉诱导：肌松药泮库溴铵多用于瓣膜病变以关闭不全为主的病人。维库溴铵或阿曲库铵多用于瓣膜病变以狭窄为主的病人。泮库溴铵或维库溴铵的用量：0.1mg／kg；阿曲溴铵的用量：0.25～0.5 mg／kg。

在芬太尼使用前先用小剂量肌松药可防止芬太尼的胸壁僵硬作用。芬太尼一般为10～30μg/kg，缓慢静注，半量注入后再注入全量肌松药，根据病人血流动力学的反应决定芬太尼的总用量。对血压偏高的关闭不全病人可辅助吸入麻醉药或丙泊酚。完全肌肉松弛后行气管内插管，听诊两侧呼吸音，调节气管导管位置，气囊注气至无漏气后妥善固定。连接麻醉呼吸器、$P_{ET}CO_2$监测仪，吸入50%的氧一空气行人工呼吸，调节人工呼吸器参数，维持$P_{ET}CO_2$在正常范围，并在人工呼吸15分钟后行血气分析再确认。

麻醉诱导后留置导尿，行中心静脉穿刺，必要时置入漂浮导管行肺动脉压和心排血量监测。此外，安放各部位体温监测探头，必要时插入胃管等。此时，麻醉医师的精力往往集中在中心静脉穿刺等操作上，特别是在操作不顺利时，千万不可忽视对病人全身状态的监测。在消毒前再次检查各静脉、动脉回路，注意病人的体位，防止不必要的损伤。

4.麻醉诱导后至体外循环开始的麻醉：麻醉诱导后一般以芬太尼10μg/（kg·h）开始静脉持续注射，辅助吸入低浓度的吸入麻醉药恩氟烷（0.3%～1.6%）或异氟烷（0.2%～1.2%）或七氟烷（0.3%～1.7%）维持麻醉。肌松药按需追加（泮库溴铵或维库溴铵2～4 mg/次。阿库氯铵12.5～25 mg/次）。在消毒与切皮前、特别是在胸骨切开前及主动脉插管前加深麻醉，对血压偏低的病人以追加芬太尼为主.对血压偏高的病人除追加芬太尼以外.叮适当增加吸入麻醉药的浓度.但应避免过高浓度对心肌的抑制。必要时可用血管扩张药来控制血压，一般用酚妥拉明0.5～1.0 mg/次，或用硝酸甘油1～5 μg/(kg·min)。或硝普钠0.1μg/（kg·min）开始静注。对严重肺动脉高压的病人可用前列腺素$E_1$0.1～0.2μg/（kg·min）。对心率过快的病人也可用钙拮抗药尼莫地平2 μg/kg·min)。胸骨切开后.撑开器撑开胸骨止血.在心包膜尚未切开前.容易发生心律失常.麻醉医师必须高度警惕.除了维持适宜的麻醉深度外，尤其要注意血流动力学的稳定。以保证心肌的氧供需平衡.必要时可用利多卡因 1 mg/kg 静注。对于心包切开后心肌应激性较高的病人.可考虑利多卡因 20～40μg/(kg·min)静脉内持续注射，另外可合用极化液和能量合剂及适量的镁离子。对心律失常的治疗首先要看是否影响血压，排除浅麻醉、缺氧、高碳酸血症等原因，对心脏操作不可避免的频发的室性心律失常仍首选利多卡因，必要时持续维持，并可在心脏表面局部喷雾使用。对室上性心律失常所致血压明显下降时，可选择α受体兴奋药，例如去氧肾上腺素 0.01mg 静注，使血压升高，反射性引起心率减慢。对于芬太尼所致的心动过缓，一般在选择肌松药时用泮库溴铵来拮抗，必要时也可用阿托品。在中心静脉压（CVP）、肺动脉压、肺动脉楔压（PAWP）的监测下，适当补液以保证有效的循环血量。对于心功能差的病人可用小剂量多巴胺[3～5μg/(kg·min)]，不但有利于心功能的维持，也有利于肾脏的灌注，增加尿量。肝素要求经由中心静脉或右心房注入，肝素注入后可引起血管扩张、血压下降，麻醉医师必须注意。此外，肺内分流增加可能使 PaO_2 降低，故在肝素注入后可适当提高吸入氧浓度来维持通气。肝素注入 5 分钟后测定 ACT 值，画出肝素反应曲线。同时抽血行血气分析和电解质检查。体外循环开始前追加芬太尼等麻醉药和肌松药。

5.体外循环开始至体外循环结束：体外循环开始后停止输液。将漂浮导管拔出 2 cm，以防止持续在楔压位造成对肺的损伤。随着上、下腔血液的体外引流，肺血流逐渐减少，通气量可逐渐降低，至主动脉阻断时完全停止人工呼吸。目前，体外循环中有气管导管开放于大气的做法，也有用 5 cmH_2O 的正压防止肺萎陷的做法，我们一般采用后一种方法。瓣膜置换手术中常变换手术台的位置，此时应注意各个压力监测传感器的零点问题。把测压传感器固定于手术台的头架上（右心房水平位），可免去经常校正零点的麻烦。体外循环中的监测包括动脉压。上、下腔中心静脉压，尿量，体温，ACT，电解质，血气分析，瞳孔及球结膜的观察等。体外循环中麻醉药和肌松药的追加，一般芬太尼 0.2 mg/h，泮库溴铵或维库溴铵或哌库溴铵 2～4 mg / h 或阿曲库铵 12.5～25 mg/h。对体外循环中动脉压过高（灌注压 90 mmHg），末梢循环不良的病人应及时使用血管扩张药。在追加麻醉药时也可考虑用吗啡 5～10 mg。必要时加用地西泮 5～10 mg。有时为了加强体外循环中的脑及重要脏器保护，也有用硫硫喷妥钠 2～4 mg/（kg·h）或丙泊酚 1～2 mg/(kg·h)。体外循环中麻醉医师还应观察心内操作。心内操作接近结束时，行气管内吸引做好人工呼吸的准备。停用血管扩张药和对心肌有抑制作用的药物。并协助手术医师行心内排气。关闭左心房时肺内加压。在准备开放主动脉前降低头部位置。在开放的瞬间压迫两侧颈动脉，防止气栓、血栓等引起的脑栓塞。此外，一般在温度恢复，血气分析、电解质正常的情况下，心脏可自动复搏。对于室颤病人可用体内 20 J 除颤.必要时从体外循环机内加用利多卡因 1～2 mg / kg 药物除颤。对于静息的心脏或心动过缓的病人可使用起搏，一般在房室传导尚未恢复时用心室按需同步型（demand type，synchronous）起搏；在房室传导恢复后则用心房固定非同步型（asynchrcmous）起搏，频率一般为 90 次/min。在心脏复搏后，逐渐增加心脏负荷。此时根据心肌收缩力，前、后心脏负荷，选用适宜的血管活性药来辅助心血管功能，一般首选多巴胺 2～5 μg / (kg·min)。多数病人单用多巴胺即可。少数病人需要加用其他血管活性药；多巴酚丁胺 2～5 μg / （kg·min）常作为二线药物被选用。对心功能严重不全的病人，可选用兼有正性肌力作用和血管扩张作用的氨力农[1～5 μg / (kg·min)]或米力农[0.1～0.5 μg / (kg·min)]，必要时可选用肾上腺素或去甲肾上腺素，用量为 0.05～0.1 μg / （kg·min）开始。对于用缩血管药治疗的病人常合用扩血管药，以防止末梢灌注不良。当肺血流逐渐增加后，开始行人工呼吸，潮气量由小至大，以准备脱离体外循环。对危重病人在脱离体外循环前，放置左心房测压管，将左心房压（LAP）作为应急的指标之一。停机前再次检查呼吸机参数、动脉压，肺动脉导管再定位，比较肺动脉楔压与左心房压的差值，对所用的药物再检查，逐渐脱离体外循环。对于停机后 LAP 或 PAWP 明显增高、心肌收缩无力、血压下降的病人，应及时寻找原因，调整心血管活性药的种类及剂量，必要时重新辅助循环。对严重低心排血量者应考虑 IABP 或心脏辅助泵来支持循环功能。

6. 体外循环脱离后至手术结束：根据血流动力学监测结果维持与调整心血管活性药的用量。体外循环结束后根据 LAP、PAWP、CVP 由体外循环机从供血管继续输血。此时抽血行 ACT、血气分析、电解质、HCT 等检查。依据 ACT 反应曲线确定鱼精蛋白的用量，根据血气分析的结果调节吸入氧气浓度及其他呼吸参数，必要时加 PEEP。并依据 HCT 及出血量决定输血，根据尿量及电解质结果补钾。在鱼精蛋白注入后. 停止经体外循环机输血。鱼精蛋白的作用可能会产生一过性低血压和肺动脉高压，除应缓慢注入外，必要时麻醉医师应及时调节心血管活性药，避免循环状态恶化。剩余的机血可经静脉输入。机血全部输入后再次抽血检查 ACT、血气分析、电解质、HCT 等，必要时追加鱼精蛋白。输血原则上以 HCT 不超过 0.32 为宜，以利于末梢循环的改善。维持血气分析、电解质的正常对防止心律失常有重要意义。对于尿量偏少的病人，除维持循环状态以外，可用呋塞米 20～40 mg / 次。

体外循环后的麻醉维持一般追加芬太尼 0.2 mg / h、泮库溴铵或维库溴铵 2 mg / h 或阿曲库铵 12.5～25 mg / h。对心功能良好者可合用吸入麻醉药及丙泊酚等。

在关胸前再次测定血流动力学各个指标，并作比较，调节血容量和心血管用药，为 ICU 的转送做准备。

7. 手术结束至 ICU 的转送：转送前应确保血容量，维持适当的麻醉深度，必要时追加芬太尼和肌松药。心血管活性药应用微量注射泵持续给药。在便携式心电、脉搏血氧饱和度、有创动脉血压的监测及便携式人工呼吸机（简易呼吸囊备用）支持呼吸下转送至 ICU。此外，特殊病人还应准备必要的急救药物。

8. 至 ICU 后的处理：①连接 IUC 的 ECG、SpO_2、动脉压、肺动脉压监测，并行各传感器零点校正，测定心排血量；②开放所有的引流管，观察并记录出血量及尿量；③向主管医师交代病人术中的血流动力学、用药情况及人工呼吸等问题；④胸部 X 线检查后再确认气管导管的位置及心、肺功能情况。

四、冠脉手术麻醉

【病理生理】

1. 心肌的氧耗与冠状血流：正常成人心肌平均重为 350 g，冠状血流为每克心肌 0.7～1.0 ml/min，占心排血量的 5%～10%。运动时，心肌的氧耗可增加 5～6 倍。冠状动、静脉氧差为 11%～14%，冠状静脉窦氧含量为 5%。正常心肌氧耗量为 6.5～10.0 ml / (100g·min)，占心肌氧供的 70%，故心肌氧耗增加时，必须依靠冠状血流量的增加来满足心肌氧需的增加。即依据代谢的需要心肌需氧和供氧的平衡主要由冠状血流量来调节。如果冠脉有狭窄，当氧需增加时，因冠状供血不能因需要增加可造成心肌缺血。心肌局部缺血与冠脉的局部损害程度相关。心肌缺血在 ECG 上首先表现为 T 波倒置，ST 段压低，心肌损害时表现为 ST 段抬高，心肌坏死时则出现 Q 波。心肌受刺激可引起各种心律失常，如各种前期收缩、心动过缓或过速、房室传导阻滞等。

2. 与心肌供氧相关的因素：

（1）冠状灌注压：冠状灌注压以舒张压一左心室舒张末压，主要受主动脉压和心肌收缩力的影响。心脏收缩时，冠脉受压。收缩期左冠脉受压，毛细血管床受压。有报道收缩期的冠状血流仅占总冠状血流的 7%～45%。收缩期对心肌的压迫各个部位不同，心内膜下受压最大，心外膜最小。因此，收缩期心外膜血流大于心内膜下，舒张期则相反。

在冠状血管阻力不变的情况下，低血压可使舒张压下降。舒张压下降，可使冠脉灌注压下降，冠状血流量下降，使心肌供氧减少；如舒张压下降显著影响心脏自身供血，则可造成心功能不全，导致左心室舒张末压力（LVEDP）升高。左心室舒张末张力增加，一方面减少心脏氧供，另一方面增加心脏氧耗，使心肌的氧供需平衡更陷于不利状态。

（2）冠状循环的自我调节功能：随着代谢增加的需要，冠状血流量最大可增加4倍，由此而维持一定的心肌氧分压。但在冠状灌注压<50 mmHg或>150 mmHg时，心肌则丧失自我调节功能。心肌血流的自我调节能力心内膜不如心外膜。心肌的自我调节功能有代谢和神经学说。①代谢学说：认为冠状血管含氧量下降时，血 H^+、K^+、乳酸、P^{2+}增高，$PaCO_2$ 升高，代谢性酸中毒、前列腺素等释放可使冠脉扩张，冠状血流增加，供供增加；②神经学说：认为冠状血管含丰富的自主神经末梢，α受体兴奋使冠状动脉收缩，β受体及迷走神经兴奋则使曲美他嗪张。但在受损的冠状血管内膜交感神经和迷走神经兴奋均可引起冠脉（主要是粥样硬化处）痉挛、收缩。

（3）冠脉狭窄：正常心脏，因冠状血管的自动血压调节功能存在，故当管腔内90%狭窄时，仍可因自动调节功能而代偿。高度狭窄时，因代偿已使血管呈全部开放状态，使冠脉血流量与灌注压呈依存关系。如灌注压降低可使冠脉血流量降低，此时可耐受的灌注压的低限有赖于侧支循环，一般以舒张压60 mmHg为界。麻醉状态下，因氧耗同时下降，病人耐受低血压的值下移。

（4）舒张期间：在舒张期大于收缩期时，冠状贯注的效果最佳，尤其是心内膜下更明显。临床上心动过速可使舒张期缩短，从而使心肌供血时间缩短。

（5）动脉血二氧化碳分压：当 $PaCO_2$ 低于正常时，冠脉收缩.心肌血流减少；而 $PaCO_2$ 升高，则使冠脉扩张，心肌血流量增加。

（6）动脉血的携氧能力：动脉血的氧含量（CaO_2）由 PaO_2、血红蛋白（Hb）

和氧的溶解度所决定。而动脉血的携氧能力则由 CaO_2 ×流量所决定。氧离曲线受温度、pH、血中二氧化碳分压的影响.为促进心肌氧供，2，3-DPG 尤其引起人们的注意。

3.可减轻因冠脉狭窄引起心肌损害的有关因素：

（1）增加心肌供氧的因素：

1）直接因素：①冠脉再灌注（手术或溶栓）；②提高动脉血氧分压；③碳氟化合物。

2）通过侧支循环：①用甲氧明、去氧或去甲肾上腺素提高冠脉灌注压；②IABP；③扩张冠状血管（钙拮抗药、硝酸甘油、前列腺素）。

（2）降低心肌氧需：①β受体阻滞药；②心衰时应用强心苷；③IABP；④对高血压病人降低后负荷；⑤限制钙的输入；⑥降温。

（3）增加血浆渗透压：甘露醇、高渗糖。

（4）增强无氧代谢（假说）：糖促胰岛素一钾溶液、高渗糖。

（5）增强能量物质转运至缺血区域（假说）。

（6）防止自体溶解和异体溶解过程（假说）。

（7）糖皮质激素。

4.与心肌氧耗相关的因素：

（1）主要因素：①收缩期左心室壁张力；②收缩速度；③心率。

（2）次要因素：①基础代谢率；②去极化及钙内流所需的能量。

5.可加重冠心病病人心肌损害的因素：

（1）心肌氧需增加：异丙肾上腺素、地高辛（无心衰时）、心动过速、发热。

（2）心肌供氧减少：缺氧、贫血、侧支血流减少、硝普钠、其他缩血管药（包括异丙肾上腺素）、冠状血管收缩（吲哚美辛）。

（3）底物降低：低血糖。

6. 心肌的能量代谢：

（1）正常心肌代谢：心肌与骨骼肌不同，许多能量底物均可作为代谢用，如游离脂肪酸、葡萄糖、乳酸、丙酮酸、酮体、醋酸、氨基酸等。虽然基质可自由通过细胞膜.但基质动脉血内的浓度、人体对氧的利用状态等限制了对基质的利用。尤其是对游离脂肪酸和葡萄糖的利用。正常情况下，心肌处于有氧代谢的状态，基质经三羧酸代谢生成二氧化碳、水和 ATP。ATP 在蛋白质、核酸的合成、肌肉的收缩方面起着重要的供能作用，Na^+-K^+-ATP 泵也需 ATP 供能。

在有氧代谢下，游离脂肪酸可供给心肌 60％以上的能量。由于心肌细胞对游离脂肪酸的摄取与动脉内的浓度呈依存关系，故游离脂肪酸在 350 μmol/L 以下时不能摄取。1 mol 的软脂酸可产生 129 mol 的 ATP。

游离脂肪酸并非能量的唯一来源，受细胞内葡萄糖的影响较大。脂肪酸分解可抑制糖的摄取和糖原分解。另一方面，葡萄糖在有氧代谢下仅提供心肌 10％的能量，乳酸、丙酮酸提供能量不足 30％～40％，而在代谢亢进或缺氧时则明显增多。

葡萄糖进入细胞内必须有胰岛素的存在，在动脉血葡萄糖>3.3 mmol / L 时，当能量需要增加或缺氧时，葡萄糖易进入细胞内。1 分子的葡萄糖经有氧代谢可产生 36 分子的 ATP，而在无氧代谢时仅产生 2 分子的 ATP。

（2）缺血状态的心肌代谢：如心肌缺血状态持续存在则脂肪酸的代谢不能进行，葡萄糖的摄取、糖原分解亢进，使糖原和 ATP 枯竭、乳酸堆积。由糖原分解和无氧代谢产生的 ATP 仅为正常代谢时的 10％，如这种状态持续存在，则这些能量仅能维持心肌细胞的生命而难以保证维持正常的心肌收缩功能。此外，心肌缺血时，携氧及营养物质和代谢产物的转运功能均下降。

（3）糖尿病病人的心肌代谢：糖尿病病人因胰岛素缺乏使糖异生和糖原分

解增加，肝脏向细胞外液释放糖增加，血糖增高，而胰岛素缺乏，使葡萄糖不能透过细胞膜进入细胞内，这样尿中排泄增加。这种现象不但使体内蛋白质无意义地消耗，而且使血中酮体增加，形成酮症酸中毒，造成酸碱失衡。糖尿病病人较正常人对游离脂肪酸作为能量来源的比重增加。当缺氧时，由于糖尿病病人已存在的无氧代谢障碍，对心肌功能的维持产生更不利的影响。

【麻醉管理】

1. 术前评估：

（1）一般状况：心脏储备能力的评价。平时的活动情况与心绞痛的发作频率，心绞痛的诱发因素，有无吸烟或戒烟史。

（2）术前治疗用药：术前许多病人可能正在用亚硝酸盐类药、利尿药、地高辛、钙拮抗药、抗心律失常药。为了防止心肌缺血发作加重诱发围术期心肌梗死，现在一般主张延续应用术前治疗药物直至手术日晨。但要注意术前治疗药物与麻醉药物相互作用可能导致麻醉诱导后的严重低血压。因此应依据病人情况必要时酌情减量。

（3）心导管检查：可确认术前的心功能。如 EF<33%、LVEDP>18 mmHg，则围术期的危险性甚高。手术的危险性还与冠脉的阻塞部位、支数及程度密切相关。左主冠脉（LAD）的阻塞危险性增大，因窦房结的血液供应来源于右冠脉和左回旋支，故这两支狭窄容易导致窦房结功能障碍。房室结的血液供应 90%来源于右冠脉，10%来源于左冠脉的回旋支，这两支冠脉狭窄可发生房室传导阻滞。其他如伴有室壁瘤等可致室间隔缺损、瓣膜功能障碍、75 岁高龄病人、女性、肥胖、充血性心衰、经皮腔内冠脉成形术（PTCA）失败或心肌梗死后 7 天内等均使手术危险性增加。

（4）其他检查：ECG 上如有缺血变化和多发、多源性室性心律失常，围术期容易发生低心排血量综合征。电解质紊乱，尤其是伴低钾、贫血、肝肾功能不全、X线检查异常等与其他疾病有同等重要的意义。

（5）合并其他疾病：此类病人术前常有高血压，术前控制血压甚为重要。伴有糖尿病、高脂血症、脑血管障碍、肺部并发症等病人的危险性增加。

2.麻醉处理：以维护心肌氧供需平衡为目标，力求围术期血流动力学的平稳。血流动力学的改变程度与围术期死亡、中枢神经系统并发症及急性心肌梗死关系密切。值得注意的是，冠心病病人的冠脉术前在扩张冠脉的药物治疗下其扩张已近极限，因此围术期必须从降低氧耗着手来达到心肌氧供需平衡。术中氧耗增加的主要原因为心率增快和血压增高。对此首先用足够深的麻醉来减轻因应激等伤害性刺激所致的内源性儿茶酚胺等物质过度释放，避免冠脉痉挛，增加冠脉血流量；同时深麻醉降低代谢、降低机体对氧的需求，使氧供需更趋于平衡。但同时要注意避免血压过低。血压应维持在满足机体脏器灌注的最低限度。心率应控制在能够维持血压的最低限度，使心脏有足够的舒张期保障自身灌注。此外，对冠心病病人应维持适宜的血红蛋白（避免使 Hb<90 g/L）和血容量，尤其是在非体外循环心脏搏动下（off-pump）进行冠脉手术（OPCAB）时，对心室顺应性减退的病人，增加前负荷只能增加氧耗反而使心脏每搏量下降，造成心脏舒张末期压力升高，使心肌氧供需失衡。

（1）术前用药：包括术前治疗药物（硝酸盐类药、β受体阻滞药或钙拮抗药）和麻醉前用药。维持术前治疗药物避免术前停药引起血流动力学波动和心肌氧供需失衡，并应用镇静、镇痛药物充分镇静，防止病人术前紧张应激引起的氧耗量增加。术前用药常应用吗啡 10mg、东莨菪碱 0.4～0.5 mg，入手术室前 30～60 分钟肌注。

（2）麻醉药和肌松药：结合病人心功能情况及术后处理计划（是否需要实施“快通道”等），以芬太尼、丙泊酚、咪达唑仑、依托咪酯等联合静脉和吸入麻醉（恩氟烷或异氟烷、七氟烷、地氟烷）。在切皮、锯胸骨、主动脉插管及体外循环前加深麻醉。虽然吸入麻醉药有一定的心肌抑制作用，但其血管扩张作用有益于血压的控制。肌松药可根据心率的变化灵活选用。

（3）监测：同其他心脏手术.尤其要动态观察 ECG 上 ST 段的变化；经食管超声心动图（TEE）可观察室壁运动、心功能及心腔内有无气体，能较早（约 15 秒）发现心肌缺血引起的舒张功能受损，同时可直观地反映血容量及心肌抑制的程度。在下列病人应采用 Swan-Ganz 导管监测：EF<40％，近期发生过心肌梗死，合并室间隔缺损、室壁瘤、二尖瓣反流及心衰、急症手术、再次手术，同时进行其他复杂手术。

（4）术中用药：对于冠心病病人应用强心药有不同的争议。但在术中发生低心排血量综合征时，可选用多巴胺或多巴酚丁胺，甚至肾上腺素来支持心功能；还可用磷酸二酯酶抑制药如氨力农、米力农等。对顽固性低心排血量综合征可试用甲状腺素。

因冠心病病人术前常使用抗高血压药治疗，因此在麻醉诱导后与麻醉药的协同作用，加上外科手术的刺激，病人常出现血压偏低的情况，虽然心肌氧耗也降低，但如果血压下降严重影响冠脉灌注压时，应使用α受体兴奋药，多用去氧肾上腺素 5～50 hog / 次来提升血压，以保证冠脉的灌注压。使用血管扩张药根据不同病人术前治疗用药、冠脉病变的性质及术中血压与心率情况，选用硝酸甘油[0.5～2 μg / (kg·min)]或尼卡地平[0.2～1μg / (kg·min)]或地尔硫革[0.5～1μg / (kg·min)]，防止各种原因引起的冠脉痉挛。心率过快时可应用短效、可调性好的β受体阻滞药艾司洛尔，但要注意可能发生的心肌抑制。室性心律失常时，利多卡因为首选，必要时持续静滴，无效时再选用其他药物。必要时电转律。

3.冠脉痉挛：其原因根据自主神经功能紊乱学说和血栓素 A_2、前列腺素不平衡学说，心脏的α受体受刺激后，血小板游离、血栓素 A_2 释放导致冠状血管收缩。表现为一过性 ST 段抬高 1～2 mm，发作后 X 线造影无冠脉狭窄的证据。心脏手术中如冠脉内有气栓可出现同样的症状。麻醉处理上应避免浅麻醉，维持正常血气，保证冠脉灌注压，使用硝酸盐类或钙拮抗药。

4.非体外循环下冠脉旁路移植术（off-pump coronaryartery bypass，OPCAB）：对麻醉技术要求更高。与外科医师密切联系、配合是保证此类手术病人血流动力学稳定的基础。尤其是在阻塞冠脉或翻动心脏时可造成血流动力学波动，在此过程中常见动脉压、每搏量、心排血指数下降，中心静脉压、肺动脉压、体血管阻力升高。血流动力学变化的程度与正在手术的冠脉及心脏位置有关，最多见于吻合旋支及其分支和对角支及右冠脉。右心室受压使前负荷下降，左心室流出道受阻。其纠正方法包括：①头低脚高位；②补充血容量；③右胸膜打开（避免心脏受压和大静脉右心室扭曲）；④重新暴露；⑤应用升压药。这些变化通常是一过性的，但有 10%的病人因血流动力学恶化需要中转体外循环（CPB）下行冠脉旁路移植术（CABG）。在移植后可能需要小剂量利尿药来纠正液体超负荷。对高危病人术前开始应用 LABP。

五、慢性缩窄性心包炎心包剥脱术麻醉

慢性缩窄性心包炎是指心包在发生炎症后不能迅速控制而迁延成慢性，使脏层和壁层心包广泛、大量的纤维结缔组织增生甚至钙化，形成坚硬的外壳，紧裹心脏，使心脏的舒张功能受限。

【病理】

1.心脏舒张功能受限，回心血量减少，使每搏量减少，心排血量有赖于心率来维持。

2.心脏长时间受压，舒张期冠脉供血受限，导致心肌本身营养代谢障碍，使心肌收缩功能减退。

3.长时间静脉回流不畅，静脉系统淤血，造成末梢循环功能不良，尤其是

肝脏功能受损，使凝血功能下降，严重者可伴有低蛋白血症、全身水肿，当出现腹水或胸腔积液时可使呼吸功能受损。

4.长时间心功能不全使交感神经兴奋、末梢血管收缩，尤其是肾血管收缩，肾素-血管紧张素系统的激活、可导致血管阻力增加，体循环血管阻力（SVR）明显高于正常。

【麻醉管理】

1.在心包膜切开前，心脏舒张功能受限。回心血减少使起搏量降低，有赖一定的心率来维持心排血量。另外，本病病人心肌的收缩功能也受损，故在麻醉处理上应尽可能避免对心肌抑制的麻醉药,可用对心血管抑制较轻的芬太尼、地西泮、咪达唑仑来施行麻醉。针对芬太尼减慢心率的副作用，可在术前使用阿托品的基础上，于术中用泮库溴铵，不但可达肌肉松弛的作用，而且可发挥其轻度交感神经兴奋使心率稍增快、心肌收缩力增强的作用，以保持血流动力学的稳定。值得注意的是，此类病人的循环时间延长，静脉麻醉药的作用往往延迟出现。应避免用药操之过急而造成药物过量，产生对心血管的抑制作用。

2.心包切开后，长时间舒张受限的心脏可因前负荷突然增加、心脏扩张过度而使心肌损害进一步加重而造成急性心衰。为改善末梢循环，防止心包膜切开后心脏前负荷的急剧增加，可从麻醉诱导后即持续给予小剂量硝酸甘油或硝普钠。

3.心包膜切开后，随着循环功能改善，细胞外液向血管内转移。如按常规量输液，有可能造成前负荷过度而发生急性心衰。故应在持续血流动力学监测下，结合 HCT 和 Hb 测定结果指导输液，避免过度输液和不必要的输血。如容量负荷过大。必要时应予以利尿。

六、Q-T 延长综合征行颈胸神经节切断术麻醉

ECG 上从 QRS 波群的起点到 T 波的终点称为 Q-T 间期，即为心室除极与复

极过程总共所需的时间。Q-T 间期的长短随心率的快慢而有显著的差异。心率越慢，Q-T 间期越长。女性的 Q-T 间期长于男性和儿童。ECG 上测得的每个心动周期以秒计算的时间，K 为一常数，等于 0.40±0.05。Q-T 间期的正常上限，男性为 0.42 秒，女性为 0.43 秒。

Q-T 延长综合征的主要特点是 ECG 上的 Q-T 间期明显延长，通常可分为先天性和后天性 2 种。先天性 Q-T 间期延长综合征可能与染色体异常的遗传性疾病有关，可伴有或不伴有先天性耳聋；后天性 Q-T 间期延长综合征则继发于心肌炎、心肌栓塞、房室传导阻滞、低钾血症、低钙血症、低镁血症和药物过量（如奎尼丁）等。Q-T 延长综合征的机制尚未完全明了，多数临床医师接受 Yanowitz 等的研究观点，认为 Q-T 间期延长与左右交感神经节支配的不平衡有关，使此类病人容易出现心律失常。而一旦出现室性期前收缩，因 Q-T 延长之故容易发生 R-on-T 现象而导致室颤。由于潜藏着猝死的危险，故近年来在胸腔镜下接受颈胸神经节切除的病人越来越多。

【麻醉管理】

1. 术前用药应加强镇静，防止病人紧张而诱发心律失常。

2. 病人手术前除了常规用药、监测仪的准备外，应备好除颤器及抢救用药。对术前室颤频繁发作者应备好临时起搏导管。

3. 麻醉诱导可用硫硫喷妥钠、芬太尼、氟哌利多或氟哌利多醇、地西泮，避免使用氯胺酮。肌松药可用不增快心率的维库溴铵或阿库氯铵，不宜用泮库溴铵。琥珀胆碱因可使心肌的兴奋阈值下降而不宜使用。麻醉维持可用恩氟烷、异氟烷、七氟烷。

4. 可在麻醉诱导后或麻醉诱导前（根据病人麻醉前的精神状态而定）

行颈睫状神经节阻滞，以减轻手术刺激，避免术中的心律失常。

5. 根据胸腔镜手术的特点，选择合适的双腔气管内插管，经听诊或纤维支气管镜定位后妥善固定，避免气管内插管过深或过浅，调节通气参数使血气分析维持在正常范围。在单肺通气时若胸腔镜术野显露良好，可使无通气肺处于3～5 cmH_2O 的微膨状态。若为了显示术野必须使肺萎陷时则应间断膨肺，以防术中低氧血症及术后肺不张。

6. 应用新司地明、阿托品拮抗非去极化类肌松药的作用时，要注意可能诱发的心动过速。

七、大血管手术麻醉

（一）胸部大动脉瘤手术麻醉

【病理生理】

主要分为两大类，一类为胸部真性动脉瘤，另一类为胸部假性动脉瘤。真性动脉瘤主要是由动脉硬化性病变、梅毒、化脓性炎症、外伤等引起主动脉壁内膜及中膜的破坏，但外膜完整，因中膜受损使管壁薄弱，而管腔内压力使薄弱区管壁向外凸出，进行性扩张，体积增大而形成梭状或囊状主动脉瘤。由于瘤体增大可压迫周围组织，如气管、肺、喉返神经等而产生症状。此外，主动脉弓部动脉瘤可影响脑供血而产生症状。当出现严重压迫症状或破裂时则需急诊手术。假性动脉瘤（又称主动脉夹层动脉瘤）为动脉壁中层囊性病变基础上形成的夹层血肿。病因尚不清楚，老年人发病者多有高血压；年轻人则在马方综合征、先天性主动脉缩窄症中多见；妊娠、黏液性水肿病人也有发病。其他如主动脉脓肿、创伤或动脉造影剂误注入动脉内膜等也可引起本病。有时夹层远端再破入内膜与主动脉腔贯通，形成双通道主动脉，或夹层动脉瘤内血肿机化而使病情缓解。如瘤体的直径急剧扩大，甚至穿破外膜，则可导致大出血而危及生命。瘤体最常破入心包腔内，形成心脏压塞，或破入左侧胸膜腔或纵隔，而需紧急手术。假性动脉瘤根据病变的部位分为 3 型。I 型：病变发生于升主动脉，扩展范围超过主动脉弓部到降主动脉，此型最常见，占 60%～70%；II

型：病变局限于升主动脉，此型最少见；III型：病变从降主动脉左锁骨下动脉开口远端开始，包括或超过胸主动脉，占20%～30%。

【手术治疗】

1.真性动脉瘤：根据瘤体部位的不同而有不同的手术方式，如有单纯瘤体切除、人工血管重建，也有人工血管重建同时形成主动脉瓣或置换。

2.假性动脉瘤：根据分型及病变程度选用不同的术式。

I型：在体外循环（CPB）下、心脏停止后，横向切开升主动脉，分离出伪腔并切除，再行端端吻合。端端吻合不能施行时，则用人工血管重建。如病变涉及主动脉瓣则应同时行主动脉瓣成形或置换。如主动脉弓部病变严重，则应在脑分离体外循环下行全弓置换。有些升主动脉和降主动脉病变严重的病人，则需将病变血管全部放置，人工血管置换并吻合胸部和腹部的主要血管。

II型：在CPB、心脏停止后，横向切开升主动脉，分离出伪腔并切除，再端端吻合。端端吻合不能施行时，则用人工血管重建。此类病变涉及主动脉瓣较多，多需同时行主动脉瓣成形或置换。

III型：夹层动脉瘤局限时可直接用补片修补，也可局部用人工血管置换术。动脉瘤病变广泛则需行病变血管旷置，全人工血管重建并吻合胸部和腹部的主要血管，此时CPB多采用股静脉一股动脉或左心房一股动脉转流，也即在主动脉阻断下端由CPB维持灌注，而阻断的上端则由保留的自主心搏供血。

【麻醉管理】

1.术前处理：

（1）怀疑大动脉瘤破裂或夹层动脉瘤有扩大趋势而急诊入院者：应立即给予以下处理。①行血流动力学监测，常规ECG、SpO_2、有创血压、CVP（必要时漂浮导管监测）；②行血气分析、血电解质、血生化等检验；③测定尿量（必要时应予导尿）；④对症处理，镇痛、控制血压。如果病情允许则行CT、大血管造影等检查以确定手术方式；⑤对于动脉瘤破裂、主动脉关闭不全、心泵功能或脑、肾等重要脏器受损的病人，应在输血、稳定循环的同时，争取尽快手术。

（2）择期手术病人：①检查循环系统并作出评价。对合并高血压的病人应用药物控制。了解冠脉供血情况，了解有无心绞痛、心肌梗死及治疗措施。②检查呼吸系统并作出评价。此类病人多为老年人，合并呼吸系统并发症的较多. 对吸烟病人应禁烟，必要时应用支气管扩张剂及抗生素。对瘤体压迫有呼吸困难、血痰、咯血史的病人，在麻醉诱导时应注意可能出现险情。③检查中枢神经系统并作出评价。对有意识障碍、偏瘫病史的病人应行脑血管检查，尤其是准备行脑分离体外循环的病人 willis 环的血流应无障碍。④检查肾脏功能并作出评价。此类病人瘤体影响。肾动脉或不明原因。肾功能下降的情况较多，使术后肾功能不全的危险性增加。术前应予充分的估计，必要时行肾血管重建术。⑤检查主动脉其他分支有无供血障碍。

2. 麻醉诱导：伴有休克时应在输血、补液的基础上，用循环抑制较轻的芬太尼、肌松药诱导，必要时适量应用升压药，以维持冠脉等重要脏器的灌注。若病人血压过高，则可用丙泊酚、硫硫喷妥钠、地西泮、芬太尼、吸入麻醉药诱导，必要时应用降压药控制血压。

3. 麻醉维持：主要用芬太尼、肌松药维持麻醉；血压过高时可用吸入麻醉药。

4. 术中监测：除常规心脏手术麻醉监测外，还应根据不同手术要求监测不同部位的动脉压、颈内动、静脉氧饱和度，脑诱发电位，脊髓诱发电位等。

5. 注意事项：

（1）气管内插管的选择：对于Ⅲ型夹层动脉瘤在分离时有时需要萎陷一侧肺，以利于手术操作和防止肺损伤。此时需行双腔气管内插管，单侧肺通气。应注意导管的确切位置，并在单肺通气时防止低氧血症。单肺通气时通气／血流比值（V_A／Q）明显失去匹配，（a-et）CO_2差值增大，应行血气分析来维持正常通气。

（2）主动脉阻断时的注意事项：在主动脉阻断时，应防止心脏后负荷急剧增加所致的心肌耗氧量增加，尤其在伴有心肌缺血或主动脉关闭不全时，后负荷增加可使循环情况进一步恶化，故在阻断前5～10分钟就应开始应用血管扩张药。可用硝酸甘油0.5～3μg／(kg·min)，阻断时应缓慢、逐渐阻断。

（3）主动脉阻断开放时的注意事项：主动脉阻断开放时，由于血管腔的快速开放，阻断时心室扩张及缺血造成的心肌损害的影响及大量代谢产物的回流，可发生严重的低血压。为此，术者应缓慢开放主动脉钳，麻醉医师则在主动脉开放前加快输血、补液速度以补足血容量，开放后适量应用正性肌力药，并根据主动脉阻断时间补充5%碳酸氢钠50～200 ml。酸性血经缓冲后，会引起$P_{ET}CO_2$的一过性增高，应增加通气量，排出过多的二氧化碳。待呼吸、循环稳定后行血气分析，依据检查结果再做调整。

（4）脑保护：主动脉全弓置换时，现常用逆灌（经上腔静脉）或顺灌（经左颈总和右头臂动脉）行脑分离CPB，以保护脑功能。麻醉者在此时主要应注意：①低温应确切；②弓部阻断前用硫硫喷妥钠3～4 mgl／（kg·h）以降低脑代谢；③监测上腔静脉压、颞浅动脉压及颈内动、静脉的血氧饱和度，以调节灌注流量.并保持CPB中$PaCO_2$在40～45 mmHg，以防止脑血管收缩所致的脑缺血。

（5）肾功能的保护：除维持一定的灌注压外，在阻断前可用甘露醇（0.33 g／kg，其可能的机制为自由基清除作用）或呋塞米，也有用钙拮抗药预防肾血管的痉挛。

（6）对瘤体破裂大出血的处理：对处于休克状态的病人，应首先在局部麻醉下置入CPB供血管，然后再开始麻醉诱导。使手术开始后可利用主动脉瘤破裂的出血马上进行转流。

（二）腹主动脉瘤手术麻醉

【术前准备】

1. 术前评价及准备：同“胸部大动脉瘤手术麻醉”。

2. 术前充分了解手术计划。对预计主动脉阻断时间超过 1 小时者应准备低温麻醉。

3. 对无硬膜外阻滞禁忌证的病人可在术前 1 日，行硬膜外穿刺留置导管，便于术中血压的控制及术后镇痛。

【麻醉管理】

1. 麻醉诱导及维持同胞主动脉瘤病人的麻醉处理。如合用硬膜外阻滞应注意与全麻药协同作用后可能发生的低血压。因此，硬膜外用药要避开麻醉诱导期，用药量应从小剂量开始，用药后加快补液，防止硬膜外阻滞后血管扩张所致的低血压。

2. 若采用控制性降温需在降温前加深麻醉，以防寒战、血管收缩使降温不匀而造成微循环不良。

3. 在主动脉阻断前应开始使用硝普钠或其他速效血管扩张药，以防止阻断后负荷急剧增高所致的心功能不全。肾下主动脉阻断后出现肾衰竭的机制尚不清楚。因此，对主动脉阻断前应用利尿药有持反对意见者。但在临床实践中，仍倾向于应用呋塞米或甘露醇，使阻断期间有足够的尿量，也有用钙拮抗药作肾功能保护的报道。虽有报道脊髓的预后不受阻断时间、低温或是否用体外循环或分流的影响，为了避免或减少术后截瘫的发生率. 外科医师做血管修补时要更加仔细，缩短主动脉的阻断时间仍是脊髓保护及肺功能保护的重要措施。

4. 对病程长、侧支循环丰富的病人，即使在主动脉阻断下切开动脉瘤体，也可造成大出血，麻醉医师应予以警惕，做好快速输血、补液的准备。此外，还可回吸收术野的出血，经抗凝、过滤（有条件洗涤）后回输给病人。

5. 主动脉开放时大量血液流向重建后血管的远端，加之阻断期无氧代谢产物大量回流后的血管扩张，可使有效循环血量不足而出现明显的低血压，甚至休克。所以在主动脉开放前就应开始输血、补液，开放后若遇明显低血压，除了加快输血、补液的速度外，还可使用α受体兴奋药去氧肾上腺素来升高血压，必要时还可用多巴胺等药物来维持循环功能。此外，应行血气分析检查，根据血气分析结果补充适量的碳酸氢钠。

（三）大动脉瘤腔内隔绝术麻醉

腔内隔绝治疗大动脉瘤为20世纪90年代新开展的一项从动脉腔内导入人造血管支架移植物，从动脉腔内治疗大动脉瘤的新技术。由于其创伤小、恢复快等优点，很快得到病人的青睐。但由于其手术的微创性，使原来因伴有其他严重内科疾患致手术禁忌症的病人也列入了手术对象，加之腔内血管置入过程中类似常规手术主动脉阻断与开放在短时间内反复交替多次进行，因此对麻醉医师保障病人生命安全的工作提出了更高的要求。为取得手术的成功，提高病人的生活质量和降低医疗费用，不仅要求麻醉医师术前全面了解病情，充分评估并予以准备，使其全身状况理想化，更要求麻醉医师了解手术操作的全过程，于术中严密观察手术步骤和监测仪，根据X线屏幕所显示腔内血管支架置入、释放和贴附状况，准确判断血流动力学参数变化的意义，灵活、快捷地应用血管活性药物调控血压，使血流动力学稳定。术后不仅是围术期发生心肌缺血最危险的时段，而且也潜在出、凝血功能障碍及其他部位缺血的危险，应予以严密监测，以便及时发现问题并治疗。

【术前准备】

同“胸部大动脉瘤手术麻醉”。

【麻醉管理】

1. 麻醉诱导：要求意识迅速消失，放置喉镜和气管内插管时，要求达到快速血流动力学稳定。既要防止过度应激的高血压.也要防止抑制过度或与术前抗高血压药协同作用所致的严重低血压。为此我们倡导用小剂量咪达唑仑 2～3 mg，先使病人安静入睡，然后用芬太尼 1.5～2 μg/kg、丙泊酚 0.5～1.5 mg/kg（视病人体质情况）、某些病人视血压情况必要时加吸 1.5%异氟烷行麻醉诱导，在维库溴铵 0.15 mg / kg 充分肌肉松弛后，喉头利多卡因局部喷雾下行气管内插管，基本可避免麻醉诱导、气管内插管所致的应激反应.对某些术前血压控制不理想的高血压病人，在气管内插管前可用艾司洛尔（10～25mg）或尼卡地平 1.0 mg，或柳胺苄心定 5 mg 以减轻插管所致的高血压反应。麻醉诱导后早期要防止全麻药及术前抗高血压药物协同作用引起严重低血压，必要时可用适量麻黄碱 5 mg/次，静注，使血压回升。值得注意的是切忌操之过急，在升血压的同时要注意避免心率增快。

2. 麻醉维持：一般吸入 1.0%～1.5%异氟烷维持。在腔内手术完毕后停止吸入麻醉药，用丙泊酚 8 mg /（kg·h）的维持量并逐渐减量至 2 mg / (kg·h)。

3. 术中血压的调控：

（1）腔内血管支架置入时：常需部分阻断股动脉，由于导入鞘管直径也较大，可能导致下肢缺血与血压增高。若手术需要阻断一侧股动脉置入腔内血管时则使下肢缺血及血压增高更为明显。此时应加深麻醉，使呼气末异氟烷浓度达到 1.3，MAC 值，避免因麻醉过浅造成降压困难；同时用微泵经中心静脉给予硝酸甘油 1～5 μg /（kg·min）或硝普钠 0.2～5 μg / (kg·min)。我们倡导应用硝酸甘油，在血压下降的同时，能维持更高的冠脉灌注流量，保障心肌血液供应。

（2）在腔内血管支架释放的瞬间，为了腔内血管支架的准确定位，防止移位造成内漏，应尽可能使血压降低，以减少血流对血管的冲击。胸主动脉腔内隔绝术对血压的要求更高于腹主动脉。此时应加快扩血管药的输注速率，必要时静注硝酸甘油 1～5 mg，使支架释放前动脉收缩压尽可能下降（只要满足心肌自身灌注），达到所要求的血压后术者释放腔内血管支架。支架释放后有时需要应用球囊导管扩张，使腔内人造血管与自身血管紧密贴附。随着气囊的扩张，主动脉阻断，要防止血压过高，后负荷剧烈增加对心脏的不利影响，此时应继续降压，而当气囊回缩时（相当于主动脉开放），要防止血液快速流向下半身所致的严重低血压，这时应停止降压，暂时关闭吸入麻醉挥发罐，必要时用升压药多巴胺 1～2 mg 静注。由于气囊扩张与回缩多次交替进行，因此要适时进行降压与升压。在此过程中应特别注意监测 ECG 上心率和 ST 段的变化，释放后若血压过低致 ST 段明显变化，可让术者扩张气囊部分阻断血流使近端血压回升，若血压过高致明显心动过缓时应回缩气囊，待循环稳定后再进行，这时外科医师与麻醉医师之间的配合对维持血流动力学的稳定格外重要。由于此类病人高龄，较多合并冠心病，术前心率在药物控制下偏慢，对心动过缓的耐受能力较好。但是在胸主动脉瘤腔内隔绝术时，气囊扩张阻断近端主动脉，血压在降压药作用下调控满意.但可造成明显心动过缓，且持续至气囊回缩（主动脉开放）、血压恢复至降压前水平后，有时血压持续下降。可能是气囊扩张致主动脉内压力增高。压力感受器兴奋反射性引起心率减慢、心肌收缩力下降和血管扩张所致。必要时静注阿托品 0.1～0.5 mg 以防止反射所致的心动过缓。在腔内支架放置完毕，必须待全身血流动力学稳定后再行血管造影检查支架位置。

（3）大动脉阻断开放时：当血管造影确定腔内支架满意后，取出导入鞘管，修复股动脉，使下肢血流完全恢复。大动脉开放时血流动力学的变化取决于其阻断时间、阻断程度及有效循环血量。若完全阻断时间长，缺血组织代谢产物乳酸及肾素-血管紧张素、氧自由基、心肌抑制因子等释放可引起明显的血流动力学变化。

因此，为了避免术中血流动力学的剧烈波动，要求麻醉医师熟悉外科手术步骤，术中严密观察并与外科医师交流，适时调整液体和血管活性药，并注意。肾等重要脏器功能的保护。我们的经验认为麻醉诱导后即予以小剂量多巴胺[1～2 μg/(kg·min)]及尼卡地平[0.5 μg/(kg·min)]，以利于增加尿量、增加造影剂的排出，以保护肾功能。

4.术中肝素化处理：根据腔内手术的特殊性，要求在导管置入前先应用肝素0.5mg/kg，术中必要时少量增加，使整个操作过程中ACT保持在250～300秒。腔内导管全部拔除后根据ACT监测结果，必要时用鱼精蛋白拮抗肝素的作用，但切忌过度。近来我们应用Sonoclot凝血与血小板功能监测仪于腔内隔绝术中，为指导抗凝与增加血小板保护提供了客观依据。

5.内环境的调控：术中根据监测血压、中心静脉压、尿量及血管扩张程度补充血容量。若无意外出血，一般出血量在200ml以下，因此术中仅需补充平衡盐液及少量羧甲淀粉。在腔内血管放置前、后应行血气分析，更好地维持机体的酸碱平衡。体温不仅影响血流动力学的稳定性也影响其他生理功能，甚至影响预后。术中输液加温有助于维持病人的正常体温。术毕体温正常也是拔除气管内插管的条件之一。

6.麻醉苏醒期的管理：腔内手术完毕后停止吸入麻醉药，用丙泊酚8 mg/(kg·h)维持并逐渐减量至2 mg/(kg·h)。由于术中较少应用肌松药，一般病人的自主呼吸恢复较早。当自主呼吸恢复满意后，应在备好口咽或鼻咽通气道及再次插管用具的情况下拔除气管内插管。麻醉拔管后面罩吸氧，继续观察并停止丙泊酚输注，必要时置入口咽通气道或托下颌防治上呼吸道梗阻。待病人完全清醒后，鼻导管吸氧下，氧饱和度能维持在麻醉前水平，呼吸、循环稳定后才能考虑转送病人。若计划在ICU内拔管，则持续应用丙泊酚4 mg/(kg·h)镇静。

在苏醒过程中若有血压升高、心率增快的趋势应及时用药物如艾司洛尔、尼卡地平或柳胺苄心定控制。此外。还应考虑到随着病人的清醒，麻醉药物所致的血管扩张作用逐渐减退，可能呈现相对血容量过多的倾向，对术中尿量偏少的病人，应使用小剂量呋塞米利尿以减轻心、肺负荷。

7. 由 DSA 室向 ICU 的转送：必须在 ECG、SpO_2、IABP 的监测下转送。对清醒病人应在鼻导管吸氧下转送，对未清醒或镇静病人，应在辅助呼吸下转送。转送途中麻醉医师应严密观察血流动力学和呼吸变化，并将术中准备剩余的多巴胺、肾上腺素等急救药品准备在手。

（四）颈动脉内膜剥离术（颈动脉狭窄血管重建术）麻醉

【术前准备】

颈动脉狭窄病人多为老年，常合并有高血压、冠心病等心血管疾病、慢性阻塞性肺部疾病、糖尿病等，麻醉前应对呼吸、循环、脑、肾脏及代谢等全身状况有全面的了解。术前应用镇静药可防止因焦虑引起的高血压、心肌缺血及心肌梗死，有效控制血压可减少脑卒中的发生。对慢性阻塞性肺部疾病病人应用支气管扩张药、抗生素可降低术后肺部并发症。对糖尿病病人在术前制订出适当的用药方案，对防止术后肾功能不全和心肌损害具有重要意义。

【术中管理】

1. 麻醉方法的选择：可选用区域阻滞或全身麻醉。区域阻滞包括颈丛阻滞或颈部硬膜外阻滞或局部麻醉，其优点是在颈动脉阻断时，可依据病人的清醒状态来判断脑血流是否合适。有报道术中神经系统变化的发生率为 2.4%～35%，这些变化可经及时分流或增加血压而逆转。缺点是病人在清醒状态下耐受手术，可有疼痛或不适感，心动过速的发生率较高，可诱发心肌缺血甚至心肌梗死。因此全身麻醉仍为此类手术主要的麻醉方法。

2. 麻醉用药上的特点：为了保留脑血管的自我调节功能，控制血压在一定范围（50～150 mmHg）内格外重要。由于本病病人同时患有心脏疾病的较多，故可选用对心肌抑制较轻的药物如芬太尼、咪达唑仑、氟哌利多等来施行麻醉诱导，然后以低浓度异氟烷或七氟烷来维持麻醉，或用静脉内持续输注丙泊酚来维持麻醉。既可避免麻醉诱导时的应激过度，又有利于术后的早期清醒。术中血压的控制则可利用麻醉药、血管活性药的作用及相互作用来调节，对麻醉药引起的血管扩张应在监测下及时补液。此类病人用药后起效缓慢，用药剂量个体差异较大，应从小剂量开始.观察病人的反应后再调节。

3.颈动脉狭窄解除前的管理：由于颈动脉狭窄使脑血流减少，在狭窄解除前为了保证脑的血液供应，宜使动脉血压维持在较病人平时血压稍高的水平。为此，可在CVP监测下补液，必要时应用多巴胺等升压药。虽然高碳酸血症可使脑血流量增加，但对于缺血区域的脑血管并不一定扩张。反而可引起脑内盗血。此外，高碳酸血症存在引起心律失常、心肌作功增强等不利因素，故目前仍主张维持正常 $PaCO_2$ 通气。这类病人术中应维持 PaO_2 >100 mmHg、HCT>0.3，以保证足够的氧供。在阻断前即可开始用微泵持续少量静注硫硫喷妥钠或丙泊酚来降低脑代谢，或用钙拮抗药来实施脑保护。患侧颈动脉阻断时，患侧半球脑组织的血液由椎动脉的血流及对侧颈动脉血流经Willis环供给，故在阻断后应使血压轻度增高，以达到增加对侧血流的供应。阻断后可根据脑氧饱和度（rSOz）或颈静脉球部血氧饱和度（$SjvO_2$）来监测术侧脑供氧情况，但有时结果并不可靠。为此，对预计阻断时间长，Willis环供血不全的病人可在阻断前先行分流术，使颈动脉供血不中断。

4.颈动脉狭窄解除后的管理：由于脑缺血区域脑血管的自我调节功能丧失，颈动脉狭窄解除后缺血区域脑血流随血压的波动而增加。由此，为了避免血流突然增加所致的脑出血及脑水肿，在颈动脉狭窄解除前即开始控制血压，并使用甘露醇、地塞米松等防治脑水肿。开放时使头部处于头高位15°，缓慢开放。

开放后还需注意防止血栓的发生。

5.其他：①防止颈动脉窦反射，由于手术部位靠近颈动脉窦，故要防止手术操作压迫所致的心动过缓及低血压。可在全身麻醉后用局麻药行颈神经丛阻滞或在术中局部封闭，必要时静注阿托品治疗。②术中输液时应注意防止高血糖对脑的危害。③为了防止气管内插管拔除时高血压所致脑过度灌注的危害，在确认病人自主呼吸已完全恢复后，可在吸入麻醉药或静脉麻醉药维持镇静下拔除，且可在拔管前静注利多卡因 1 mg / kg，必要时也可使用血管扩张药。

【术后管理】

1.术后高血压：术后高血压的原因除了原有高血压病史、疼痛外，应警惕中枢神经系统损伤所致的神经源性高血压及颈动脉压力感受器功能失调引起的高血压。无论什么原因所致，均应控制血压，以防止脑过度灌注致脑水肿、心肌缺血、心肌梗死、心衰甚至死亡。

2.术后低血压：常见原因为低血容量和颈动脉窦压力感受器功能失调，应予对症处理。

3.过度灌注综合征：由于术前颈动脉狭窄，脑血管自我调节功能失调，脑血流量减少。因术后灌注压恢复正常，可发生过度灌注综合征，病人头痛.甚至发生脑出血。可予以降压、利尿处理，使其逐渐适应。

第六章 泌尿外科手术麻醉

肾脏是调节体内水、电解质、酸碱平衡、维持内环境相对稳定的重要器官，泌尿道是人体最重要的排泄径路，泌尿系统疾病可直接引起上述功能的显著变化，导致功能减退。泌尿系统慢性疾病可引起全身各系统功能的病理变化。因此，泌尿外科手术麻醉的选择、麻醉的管理较复杂，除满足手术条件外，麻醉管理的要点是有效保护肾功能，避免加重。肾功能损害。

泌尿外科手术病人老年占主要比例，因此了解老年病人生理功能的变化尤为重要。

【病理生理】

麻醉对肾功能的影响主要为三方面：麻醉药对肾脏直接毒性；肾功能不全时对麻醉药排泄减慢，易产生蓄积作用；麻醉对肾血流量的影响。

1. 椎管内阻滞：是泌尿外科手术常用的麻醉方法，只要麻醉阻滞平面不超过 T5，不发生低血压，对肾功能无影响。当阻滞平面达 T1～T2 时，一肾血流量约减少 18%；若收缩压下降 20%以上时，尿量减少。肾耐受低血压的极限是平均动脉压 60 mmHg(8.0 kPa)，时限为 30 分钟，因此椎管内阻滞时应使收缩压不低于原水平的 20%为安全。

2. 全身麻醉：

（1）静脉麻醉药：硫硫喷妥钠对正常肾功能无影响。肾衰竭时并不改变硫硫喷妥钠的分布和代谢，也不延长其时效，中等剂量的硫硫喷妥钠可保持肾血管自身调节作用。用量过大，注速过快时，因血压下降，肾血流量和肾小球过滤率可明显下降，硫硫喷妥钠有时可使抗利尿激素（ADH）增加以及。肾小管功能抑制使尿量减少，严重时可无尿。

地西泮和咪达唑仑常用剂量不影响肾血流，但有轻度蓄积作用，对肾功能不全病人不能反复应用。咪达唑仑为水溶性的苯二氮唑类药物与地西泮比，起效快和时效短，可适用于肾衰竭病人的静脉诱导用药。

芬太尼和氟哌利多对肾功能没有损害作用，但长期应用易发生体内蓄积。

氯胺酮可保持和增加肾血流量，但伴有高血压的病人，应用氯胺酮使血压过度上升时，肾血管的阻力明显增加，肾血流量就相应减少。

羟丁酸钠对肾功能无影响，但可引起低血钾和高血压。

丙泊酚麻醉作用消失主要依靠体内再分布，并不依靠肾代谢和排除，因此不影响肾功能，但注意用药剂量和注射速度。防止血压下降。

依托咪酯对循环功能影响小，无明显肾功能影响作用。可用于肾功能不全病人。

（2）吸入麻醉药：甲氧氟烷对肾功能有严重损害作用，目前已不用。氟烷因其代谢不产生氟化物，对肾无直接损害作用，但可引起血压下降和ADH释放，使。肾血流和尿量减少，肾功能不全病人慎用。恩氟烷代谢后也可产生无机氟，但极少超过33 μmol/L（氟离子水平>50 μmol/L产生肾毒性作用），因此对肾功能影响轻。异氟烷产生的无机氟比恩氟烷低，吸入3～4 MAC/h才能达到肾损害的量，适当吸入麻醉浓度能保持循环稳定；很少致心律失常，是泌尿外科手术比较理想的吸入麻醉药。七氟烷对正常肝肾未见有明显的功能改变。地氟烷其性质较异氟烷好，且几乎完全不经肝肾转化排除，在尽可能不影响血流动力学及其继发的肾灌流减少的前提下是一个理想的吸入全麻药。氧化亚氮有强大的镇痛作用，且对循环影响小，绝大部分以原形从肺排出，对肝肾无毒性，是毒性最小的吸入麻醉药，吸入浓度为50%～60%为安全，避免缺氧。

（3）肌松药：肌松药在体内代谢和消除见表6-1。从表中可以看出非去极化肌松药阿曲库铵、顺式阿曲库铵、米库氯铵可考虑为肾功能不全病人的首选肌松药。

3. 其他因素：①低温麻醉或术中低温可影响肾血流量，如体温 30℃时肾血流量减少 50%，体温<20℃时则无尿；②术中应用控制性降压也可使肾血流量下降，因此控制性降压的收缩压不要低于 70 mmHg(9.3 kPa)；③缺氧、失血、脱水、血管收缩药等均可影响肾血流量。

表 6-1　肌松药在体内消除

肌松药	代　谢	消除(min)	肾肝(%)
琥珀胆碱	血浆胆碱酯酶（90%）	1～2	一
泮库溴铵	肝（10%～20%）	70	30
哌库溴铵	肝（10%）	70	20
维库溴铵	肝（40 96）	20～30	70～80-
罗库溴铵	肝（10%）	30	70
阿曲库铵	Hofmann 消除和酯酶水解（60%～90%）	10～40	—
顺式阿曲库铵	Hofmann 消除（80F6）	10～15	一
米库氯铵	血浆胆碱酯酶水解（95%～99%）	<5	一
多库氯铵	血浆胆碱酯酶水解（<10%）	60～80	10～20
氯酮箭毒碱	—	40～60	10～40
氯甲箭毒	一	>98	<2

【麻醉管理】

泌尿外科手术的麻醉管理要点为：①复习病史，根据临床表现及实验室检查了解病人各重要系统功能状态。②判断肾功能状态及受损程度，内科积极治疗，及时纠正，改善功能。③预计手术所需的麻醉要求，如麻醉平面、手术时间、创伤大小等。估计术中有大出血可能，应充分备血，开放粗大静脉。④确定保护肾功能及避免加重。肾功能损害的麻醉要点。⑤大多数病人可选择椎管内阻滞麻醉完成手术。⑥肾脏手术、全膀胱切除、肾功能不全以及多脏器功能受损的病人选择气管内全身麻醉，或硬膜外阻滞+气管内全身麻醉。⑦全身麻醉用药选择循环抑制小且对肾血流无影响，肾功能不全时避免使用直接损害肾功能，依赖肾脏代谢、排泄的麻醉药。⑧术中加强监测，及时补液输血，避免低血压、缺氧，预防低温等。

1. 内镜检查：内镜检查用于诊断或治疗泌尿道疾病，如血尿、结石、损伤、梗阻、肿瘤等，内镜手术主要治疗前列腺增生肥大及膀胱肿瘤等。

（1）截石位注意事项：

1）神经损伤：主要见于姿势不当和长时间压迫。受累神经包括：①腓总神经，大腿支架压迫腓骨头处的腓总神经；②胫神经，胫骨、髁处压迫引起；③坐骨神经：腿过度外展或髋关节过度伸展；④闭孔神经及股神经，腹股沟部过度屈曲，牵拉股神经均可导致神经损伤。故截石位病人应做好保护措施，预防神经损伤。

2）血容量改变：当双下肢抬高或放低时，血管内血容量将发生改变。椎管内阻滞时下肢血管扩张更易发生变化，尤其在术毕放低双下肢前，必须补充血容量。且一侧肢体放低后，观察几分钟再放低另一侧肢体。

（2）麻醉方法：

1）表面麻醉：大多数病人可在 2%～4%利多卡因或 0.5%～1%丁卡因表面麻醉下行检查术，由于尿道黏膜下的静脉窦极为丰富，容易被器械损伤，使局麻药过快吸收导致局麻药中毒。

2）椎管内阻滞：应用小剂量轻相对密度的丁哌卡因腰麻，不但能满足手术和体位的要求，而且对生理功能影响轻微。

3）全身麻醉：病情严重或病人要求时可选择。

2.经尿道前列腺增生电切术（TURP）：TURP 常用于老年人，是利用电割和电凝切除增生的前列腺并电凝出血的血管。具有无腹部切口、安全、手术时间短、术后恢复快而且疗效显著等优点。

（1）麻醉特点：术时无痛，尿道、膀胱松弛。椎管内阻滞能完全满足其要求，使其膀胱松弛容积增大，防止膀胱痉挛，改善手术视野，同时清醒病人能及时发现 TuRP 综合征。全身麻醉病人必须有足够深度以避免咳嗽或活动造成膀胱或前列腺穿孔。

应用轻相对密度小剂量丁哌卡因 5 mg 腰麻（配方 0.5%丁哌卡因 1 ml+注射用水 4 ml 和肾上腺素 0.1 mg，相对密度为 1.0005）。方法操作简单，效果确切。满足手术和截石低位的要求，且对循环、呼吸功能影响小，术后无并发症。即使术前有高血压、心肺功能异常或其他合并症，仍是满意的麻醉方法，值得临床应用。

（2）灌洗液：膀胱持续灌洗液冲洗以达到尿道扩张和清除膀胱内积血，保持术野清晰的目的。理想的灌洗液是：视线满意，与血浆等渗，不产生溶血反应，无离子化导电作用，吸收后无毒性，不被代谢，排泄快，且价廉等，但目前的灌洗液并不很完善。常用的灌洗液有：①4%～5%葡萄糖；②5%甘露醇或3%山梨醇；③1.5%甘氨酸；④Cytol 溶液（0.54%甘露醇+2.7%山梨醇）；⑤蒸馏水。

灌洗液吸收进入体循环有 3 个途径：①前列腺创面上开放的静脉系统；②切除前列腺组织的包膜层；③前列腺包膜或膀胱穿孔处。灌洗液吸收量可达 10～30 ml / min。

影响灌洗液进入体循环的速度主要有下列因素：①静脉系统开放的数量，尤其是静脉丛被切开时以及包膜穿孔时；②膀胱灌洗的压力，液柱高度不应高出病人 70 cm；③手术时切除前列腺组织的量；④外科医师经验和技术。

(3)TURP 综合征：指当大量非电解质灌洗液吸收时使血容量剧增，导致左心衰；血液稀释引起低钠血症，使渗透压下降致肺水肿。当血钠<125 mmol／L时，水分进入脑细胞出现不同程度的脑水肿。其发生率为10%～15%。死亡率0.2%～0.8%。

临床表现：清醒病人最初为头痛、头晕、呼吸短促，咳白色或粉红色泡沫痰，颈外静脉怒张，双肺湿啰音、恶心、视力障碍或意识模糊，进一步发展为昏睡、昏迷、抽搐、心血管虚脱甚至死亡。全身麻醉病人症状不明显，可出现无法解释的血压升高或降低，顽固性心动过缓，心电图改变有 QRS 波群增宽，ST 段抬高，室速或室性心律失常。

防治原则：①低压持续灌洗，尽量缩短手术时间；②CVP 监测，可早期发现血容量增加；③术中每 30 分钟监测电解质，及时补钠；④用 5%葡萄糖作灌洗液时，术中定时监测血糖，当血糖升高时提示灌洗液吸收，早期诊断 TURP 综合征；⑤密切观察病人，注意胸闷、咳嗽、呼吸以及颈外静脉充盈等，预防性应用利尿药。

一旦诊断为 TURP 综合征，应采取下列措施：①告知手术医师；②尽快停止手术操作；③充分供氧维持呼吸；④强心、利尿；⑤纠正低钠血症，常用 5%氯化钠 5 ml／kg；⑥纠正酸碱平衡；⑦预防脑水肿，应用渗透性利尿药和激素。

（4）出血：由于应用大量灌洗液而导致术中出血量难于估计。出血量取决于：①前列腺大小；②前列腺组织内血管损伤的程度；③手术时间长短；④外科医师技术。此外，术中促使前列腺组织释放尿激酶，活化纤维蛋白溶酶，而发生纤溶；肾功能异常可伴发血小板功能异常。因此，整个手术过程要严密观察其出血情况，并给予相应处理，如输液、输血，应用止血药、抗纤溶药和输血小板。必要时监测 DIC 指标。

（5）膀胱穿孔：手术中有可能导致膀胱穿孔。一旦膀胱穿孔，灌洗液可通过穿孔处外溢。常见有 3 个部位。①腹腔：临床特征出现肩胛部疼痛及腹痛；

②腹膜外：出现恶心，腹肌紧张，腹痛；③前列腺周围：系由于前列腺包膜穿破，有耻骨上疼痛及下腹紧张。大穿孔使大量低电解质液进入腹腔，会导致心动过速、低血压及休克。全身麻醉时病人无主诉，应随时观察腹部体征，作出早期诊断。

处理：穿孔较小，且液体吸收不多，多不伴有严重出血，故不做特殊处理，但应尽快完成手术，严密止血，注意灌注压力不宜过大。大穿孔时停止手术，并严密止血，置入导尿管，用气囊牵拉、压迫。适当应用利尿药预防 TURP 综合征。

（6）低温：①老年病人体温调节功能低下；②环境温度低，尤其在冬天；③应用大量室温灌洗液可导致低温。

低温对老年病人生理影响大.故应做好保温措施：①室温保持在 22℃～24℃；②术中常规监测体温；③灌洗液加温；④缩短手术时间。

（7）术中监测：TURP 手术多数为老年病人，术前合并其他杂症，因此术中必须加强监测。除常规监测血压、ECG、SpO_2、CVP 外，对手术时间长的病人，定时监测电解质、血浆渗透压、血糖、血细胞比容、体温、凝血功能；对心功能差的病人应用 Swan-Ganz 导管或经食管超声多普勒连续监测心功能。

3.经尿道前列腺电气化术（TVP）：TVP 是 Kaplan1995 年报道治疗前列腺增生的新手术，在 TURP 的基础上改良为滚动汽化电极接触前列腺组织迅速加热致汽化温度（>100℃）致使组织汽化。同时产生汽化层下凝固层，阻止灌洗液吸收。TVP 手术已在国内广泛应用，与 TURP 比较有以下优点：①手术时间短；②术中、术后出血少；③灌洗液吸收少且很少发生 TURP 综合征；④留置导尿管时间短；⑤术后不需膀胱冲洗，住院时间短，费用低。

TVP 手术在理论上限制灌洗液的吸收，不发生 TURP 综合征，但仍有可能发生 TURP 综合征。其原因为：①灌洗液冲洗压力过高和过大；②汽化凝固层仍不能完全阻止灌洗液吸收；③前列腺过大时与电切术联合应用；④可能经前列腺周围组织和腹膜后间隙吸收入血循环；⑤前列腺包膜破裂时可大量吸收灌洗液。因此，麻醉处理原则应与TURP相同。

4.经尿道膀胱肿瘤电切术：膀胱肿瘤电切术的麻醉方法同TURP手术，但如肿瘤生长在膀胱侧面，由于电切时刺激大腿内收肌引起强力收缩，可造成膀胱穿孔，因此要作闭孔神经阻滞。

阻滞方法：闭孔神经来自L2、L3、L4脊神经的腹支，腰丛的一个组成部分，在骶髂关节水平上，处于腰大肌的内侧缘。穿刺时摸清耻骨结节，以结节的外侧1 cm和其下1 cm为穿刺点，病人平卧，双腿分开，消毒后用长8cm穿刺针与皮肤垂直缓慢进针，直至针尖接触到耻骨下支的上部骨板，然后改变针的穿刺方向，向外侧，微向上及向后的方向，与皮肤成80°角，与耻骨上支平行，缓慢推进，保持针尖始终与耻骨上支的内下面接触，直至针尖与骨板脱离接触，此时针尖已进入闭孔管。不一定有麻电样的异感，抽吸试验阴性，即可注射局麻药1.5%～2%利多卡因10 ml。阻滞成功的表现使大腿内收作用减弱。大腿外旋功能消失，不能和另一腿交叉，以及大腿内侧一小片区域的皮肤麻木。注射时注意避免局麻药进入血管或膀胱。

5.经腹前列腺切除术：其麻醉管理特点如下。

（1）经腹前列腺切除术的指征为前列腺肥大>60 g或前列腺癌。

（2）老年病人合并多种夹杂症，少数病人肾功能不全甚至发生尿毒症，麻醉前认真评估和准备。

（3）术中易出血，可能会发生意外出血，术前充分备血，开放粗大静脉。

（4）注意保暖，输液、输血加温。

（5）硬膜外阻滞平面控制在T10～S4，老年病全局麻药剂量应小。全身麻醉选择对循环和肾功能影响小的药物。

（6）术中注射诊断性染料：①1%亚甲蓝（1 ml）可致低血压；②0.8%靛卡红有交感作用，可使血压升高；③2种染料均可使spO_2一过性下降到40%～

60%，持续1～2分钟。

（7）并发症：常与失血有关如贫血、凝血障碍、低温等。

6. 肾脏切除术：其麻醉管理要点如下。

（1）指征：肾良、恶性肿瘤，多囊肾，多发性结石，肾损伤，慢性感染等。

（2）体位：平卧位（前腹膜径路）、侧卧位（侧后腹膜径路）。侧卧位常使用腰桥，可引起腔静脉压迫致低血压；膈肌活动受限，影响呼吸功能。

（3）麻醉方法：硬膜外阻滞，全身麻醉或联合麻醉。

（4）维持健侧肾血流量，维持动脉血压和肾灌注压，可用多巴胺1～3μg/(kg・min)。及时补液、输血、维持有效血容量和尿量，避免缺氧。

（5）胸膜损伤：手术分离上及时可造成胸膜损伤，发生气胸，清醒病人有咳嗽、胸闷、呼吸困难、spO_2下降，严重者循环功能障碍，全身麻醉病人呼吸道压升高，SpO_2降低。紧急处理于吸气相做胸膜修补术，严重者须放胸腔引流。

（6）肾癌切除应警惕癌栓脱落引起肺栓塞。

7. 膀胱全切除回肠或结肠代膀胱术：其麻醉管理要点为如下。

（1）指征：浸润性膀胱恶性肿瘤，神经源性膀胱功能障碍，其他盆腔恶性肿瘤等。

（2）术前充分评估病情，内科治疗并发症。

（3）充分备血，开放粗大静脉。

（4）全身麻醉或联合麻醉。

（5）手术时间长，创伤大，失液、失血多，输尿管阻断时无法估计尿量。

（6）保温，维持有效血容量和肾小球滤过压。

（7）输尿管阻断前可用小剂量多巴胺1～3μg/(kg・min)，必要时应用利尿药。

（8）监测：ECG、$P_{ET}CO_2$、SpO_2、CVP、连续动脉压.尿量、体温。

第七章　创伤、休克病人麻醉

【病情特点】

1.病情紧急：对严重创伤病人必须争分夺秒地组织抢救。有严重出血者，需在抗休克的同时紧急手术；有严重呼吸道梗阻者，应采取紧急措施如气管内插管、气管切开解除呼吸道梗阻。

2.病情严重：严重创伤可导致失血性休克或创伤性休克。严重的失血性休克往往来不及抢救即死亡；而创伤性休克的死亡率高达50%左右。严重胸部损伤或颅脑损伤病人，有时病情发展迅速，可因窒息、缺氧而死亡。

3.病情复杂：严重创伤多为复合伤。复合伤增加了病情复杂性，死亡率也相应增加。

4.饱胃：创伤病人多非空腹，疼痛、休克、恐惧等因素使胃排空时间延长，因此对急症病人应一律视为饱胃病例，注意防止呕吐、误吸。

【病理生理】

1.血容量减少：腹腔实质脏器破裂、血管损伤、四肢和骨盆骨折等均丢失全血，失血量超过全血量的20%时，可导致失血性休克。休克是由于机体有效循环血量降低而导致组织灌注不足的全身性病理过程，以重要器官功能代谢紊乱和结构损伤为特征。休克早期或出血量不大时，机体处于代偿期，通过兴奋交感一肾上腺髓质系统、激活。肾素一血管紧张素系统，使血管收缩，其结果是心率增快、血压下降不明显或不下降。当休克进展或出血量较大而未及时纠正时，机体处于失代偿期，组织缺血、缺氧，代谢产物堆积，微循环淤血，毛细血管壁通透性增加，血管内液外渗，血容量进一步减少。此时，血压下降，四肢湿冷，意识障碍，少尿甚至无尿。

2. 重要脏器改变：创伤性休克早期肾脏血流就开始减少，导致-肾小球滤过率降低、尿量减少，严重肾脏缺血可使肾小管坏死导致急性肾功能不全。严重的挤压伤可因大面积肌肉缺血坏死造成肌红蛋白血症，堵塞肾小管，导致急性肾衰竭。

创伤性休克早期即发生胃肠道黏膜缺血、肝脏血流减少。胃黏膜缺血严重可致应激性溃疡；肠道缺血可使肠黏膜屏障破坏，肠道中细菌毒素吸收增加；由于肝脏缺血，不能中和处理被肠道吸收的毒性物质，引起全身性内毒素血症，甚至感染性休克。肝脏血流减少所致的代谢、解毒功能障碍，蛋白和凝血因子合成障碍等可加重休克的发展。

严重低血容量、胸部创伤、头部外伤后昏迷及原有慢性阻塞性肺功能不全的病人易出现肺功能受损。失血性休克病人由于肺脏灌注低，可使肺毛细血管通透性增加，肺间质水肿，加之肺泡表面活性物质减少，可致通气 / 血流比例失调、肺不张. 进一步加重机体缺氧，严重者可导致急性呼吸功能不全。

失血较少时，由于儿茶酚胺的释放和机体血流再分布，心率增快、心肌收缩力增强，心肌灌注改变不大。但当舒张压降低时，冠脉血流减少，心肌缺血、缺氧，加之酸中毒、心肌抑制因子的影响，心肌收缩力下降，出现心功能不全。

颅脑外伤的病人大多数存在颅内压急性增高，此时脑灌注压降低，可致脑组织缺血、缺氧及高血压、心动过缓、脑功能障碍。颅内压很高时可发生脑疝，引起呼吸抑制和循环不稳定。

若发展为创伤性休克，则死亡率大大增加。创伤性休克是由于大量细胞破坏、细胞膜内层（休克毒素）暴露造成的，病人血容量可以是正常的，但对液体治疗不敏感。创伤性休克与 DIC 关系密切，是多器官功能衰竭（MOF）的常见原因。

3. 体液因子和血管内皮细胞在创伤后损伤发生机制中的作用：创伤可引起一系列的免疫反应，即使在补足了血容量之后，这些反应仍然存在。如血浆中的细胞因子 IL-1、组织因子、血栓素 A_2（TXA_2）等含量增加，而 IL-10、一氧化氮（NO）等的含量降低。这些反应可使机体微循环发生障碍，促使机体容易继发感染。

血管内皮细胞对改善凝血功能、调节血管张力、控制血管的渗透性和调节白细胞的黏附起着重要的作用。创伤性休克时内皮细胞功能紊乱，导致内皮素和血小板激活因子的量增加，使血管收缩；同时还可通过黏附分子的作用使白细胞的黏附和渗透能力增强，发动许多器官的炎症反应，导致急性器官损伤。

【术前准备】

1. 术前病情评估：临床上严重的创伤性休克常常伴随而行，手术麻醉前对伤情和程度应做全面的评估，并根据评估的结果及时进行术前处理，能够提高病人对麻醉与手术的耐受性，降低麻醉与手术的风险。

（1）全身情况评估：了解受伤史，检查伤情，注意受伤的部位，尤其是有无潜在的致死性损伤，如心、肺、脑及大血管的创伤。此外，还应了解伤前的一些病史，如有无心、肺及肾脏的疾病、是否饱胃等，这些对于麻醉的选择至关重要。

（2）意识水平评估：休克多无意识水平的障碍，仅表现为表情淡漠，反应迟缓。意识障碍常为颅脑损伤所致。目前最常用的评估方法是 Glasgow 昏迷计分法，将睁眼、肢体活动、语言表达 3 个方面的计分相加评

估意识。

通常计分在 7 分以下就可定为昏迷。评估意识水平时，还应注意其他因素的影响，如无有酗酒及使用镇定药，有无严重休克和低血压存在，因为脑供血明显不足时也可有意识障碍。

（3）失血量评估：创伤病人入院后通过心率、血压等血流动力学监测，可了解其有效血容量及心功能。但精确判断失血量较困难，尤其是非开放性的创伤，如肝脾破裂、血管损伤、骨盆骨折等。通常失血量小于全身血容量10%时，病人多处于代偿期，麻醉诱导与体位变动一般不至于发生血流动力学的明显改变；当失血量超过10%时，麻醉诱导过程中血压可发生骤降。因此，根据创伤的程度评估失血量并及时地补充有效循环血量，有利于手术、麻醉的平稳。失血量除通过血液常规检查血细胞比容与血红蛋白含量进行精确估计外，还可通过心率、血压、尿量与神志等临床表现进行评估。

2.麻醉前准备：

（1）抗休克处理：创伤、休克病人血容量严重不足，为尽快恢复有效血液循环，首先应建立快速静脉输液通道，必要时可行深静脉穿刺置管，有助于监测中心静脉压以及输血、输液。创伤、休克病人补液可按以下步骤进行。

1）早期休克：可暂不输血，只需给予晶体液（乳酸林格液）1～2 L。待血压趋于稳定后，再根据血液常规与生化检查，考虑补充全血。一般病人HCT＜0.25时，应输红细胞或全血。

2）血浆代用品：失血量达10%～20%时，可补充明胶类或羟乙基淀粉液来扩容。扩容中同样需监测血细胞比容和凝血功能。因为用血浆代用品扩容时，常常由于血压的平稳而容易忽略对实际失血量的准确评估。同输注晶体溶液一样，HCT<0.25时，应输给全血或红细胞。

3）全血与成分血液输注：及时补充全血或有形血液成分是抢救成功的关键之一。血液的补充，可有效恢复其携氧能力以及凝血功能，从而避免进一步的血液丢失，提高病人对麻醉和手术的耐受性。

4）血管活性药应用：经输液输血扩容后，血压仍低者，应鉴别心源性因素和输血反应，并适当给予血管活性药提升血压。

（2）清理呼吸道：创伤病人麻醉手术前要确保呼吸道通畅。其处理步骤为：①清除颌面和口腔的污物，行面罩给氧。②仍不能改善缺氧状况者，应考虑有误吸、呼吸道痉挛以及胸、肺损伤的可能，需行气管内插管给氧治疗。对于气管内插管困难或一时无法实施的紧急情况，可先行气管切开术，以保证呼吸道通畅与供氧，为进一步抢救赢得宝贵时间。③有血气胸者，应在局部麻醉下先行胸膜腔闭式引流术后，再行气管内插管。

【麻醉选择】

麻醉方法的选择可根据病人的全身状况、创伤的部位与严重程度、手术的方式以及麻醉医师的工作经验和麻醉设备条件等诸多因素综合评估后决定。

1. 局部麻醉与椎管内阻滞：对于失血量少，无休克症状的创伤病人，可施行局部麻醉或椎管内阻滞。该法有利于围术期神志和意识的观察，还有助于手术后的镇痛治疗。但必须注意血流动力学的平稳，以及适当控制局麻药用量，防止发生药物的毒副作用和血压的剧烈波动。

2. 全身麻醉：严重创伤、休克病人以全身麻醉为首选。但这一类病人的麻醉药物治疗指数极低，反应比较迟钝，只需浅麻醉结合肌松药维持麻醉即可。

【麻醉实施】

1. 上肢创伤病人可行臂丛阻滞，同时用止血带压迫止血。对于创伤严重有休克症状者，应在休克纠正后或在抗休克同时行神经阻滞操作。

2. 对于腹部及下肢创伤无休克症状或失血不多且休克已基本纠正者，可行椎管内阻滞。有凝血功能障碍者，不宜施行连续硬膜外阻滞。在阻滞中应密切监测血压、心率、尿量及血氧饱和度等生命体征变化，同时继续抗休克处理。在局麻药浓度与剂量上应充分考虑到这一类病人的麻醉和手术耐受能力，尽可能低浓度及少量分次给药。

3. 气管内插管全身麻醉适用于严重创伤休克病人。对于饱胃病人，气管内插管前防止胃内容物反流与误吸是诱导插管成功的关键，可先放置胃管尽量抽吸胃内容物，也可给予促进胃排空的药物，如甲氧氯普铵等。插管方法可选用：①表面麻醉后清醒插管，这一方法对病人的损伤较大。对操作者的技术要求较高，但却是避免误吸、保持呼吸道通畅的最安全方法之一。②应急诱导气管内插管，首先面罩给氧 5 分钟以上，保持正常呼吸。再根据情况选用丙泊酚、硫硫喷妥钠、阿曲库铵、维库溴铵、琥珀胆碱及芬太尼等药诱导后快速气管内插管，插管前不行加压给氧通气。这一方法要求技术熟练者操作，力求呼吸停止后 3 分钟之内完成插管，这样才能无需顾虑缺氧与二氧化碳蓄积。尤其适用于非禁食的急诊手术和肺大疱破裂等病人。但遇有 3 分钟内不能完成插管者，应立即进行人工通气，并改用其他方法诱导，以确保安全。

4. 全身麻醉维持：如前所述，创伤性休克病人对全麻药的治疗指数极低，只需浅麻醉结合肌松药即可。可用小剂量吸入麻醉药+肌松药+芬太尼维持。吸入麻醉药既可睡眠镇静，也有镇痛与肌肉松弛作用。芬太尼则镇痛效果良好。吸入麻醉药常用恩氟烷与异氟烷。地氟烷和七氟烷对心血管系统的干扰少、起效快，更适用于创伤、休克病人。

【麻醉监测】

对严重创伤病人，创伤后、术中及术后都应进行监测，连续观察病情变化，根据病情制定治疗方案，了解治疗效果。监测脉搏的次数和强度、皮肤的颜色和温度可大概了解创伤的严重程度。而随着目前临床麻醉监测技术的不断提高，对改善危重创伤病人的治疗效果产生了重大影响。麻醉中常用的监测项目如下。

1. 无创性监测：包括心电图(ECG)、无创血压(NIBP)、脉搏血氧饱和度(spO_2)、呼气末二氧化碳分压（$P_{ET}CO_2$）和体温等，其中前 3 项是最基本的监测。连续观察心电图可了解心率、心律、心肌传导功能及有无心肌缺血等，严重创伤或挤压伤可因高血钾而使 ECG 出现高尖 T 波。因严重创伤或失血出现循环功能障碍时，可有心动过速、低血压、SpO_2 曲线振幅降低和 $P_{ET}CO_2$ 曲线降低。静脉输注大量温度很低的液体，尤其是快速输注冷藏库存血，往往促使体温下降。因低体温可导致外周血管收缩、心律失常甚至心搏骤停，故应监测体温。经皮氧分压（$P_{ET}CO_2$）和经皮二氧化碳分压（$P_{ET}CO_2$）是监测组织灌注和氧合的敏感指标，但尚未在临床上广泛应用。

2. 血流动力学的创伤性监测：包括直接动脉内测压（IBP）、中心静脉压（CVP）、肺动脉压（PAP）、肺毛细血管楔压（PAWP）及心排血量（CO）等。IBP不仅可及时、准确、连续地监测动脉压，通过收缩压变异性（SPV，正常值<5 mmHg）评估血容量，指导输液和给予血管活性药，还有助于反复采取动脉血样进行血气分析和其他化验检查。监测CVP有利于判断血容量，指导输液治疗。由于CVP仅反映右心室的功能，当左心室出现功能不全时，可插入漂浮导管监测PAP、PAWP、CO等。无创连续心排血量（NCCO）操作简便易行，可代替有创CO用于严重创伤的早期监测。

3. 血气分析、血电解质监测和血细胞比容：在低血容量时测定动脉血氧分压（PaO_2）、二氧化碳分压（$PaCO_2$）和pH值是非常有价值的。在大量失血时，由于通气/灌注比值失调和无氧代谢常造成动脉缺氧和代谢性酸中毒，故应监测血气分析。输血和输液可致血电解质如钠、钾、钙等失调，测定血电解质含量有利于指导进一步治疗。测定血细胞比容有助于了解血液稀释的程度，指导输血。

4. 尿量：尿量的测定对于补液和了解心、肾功能有指导意义，维持尿量0.5～1 ml/（kg·h）较为满意：如果尿量<0.5 ml/(kg·h)，提示肾脏低灌注，有发生急性。肾衰竭的可能。

5. 凝血功能监测：严重创伤后的组织碎片进入血流，可激活内外凝血途径导致DIC。大量失血可导致血小板、纤维蛋白原等含量减少，故大量失血和输血后应检查血小板计数、纤维蛋白原浓度、凝血酶原时间等。血栓弹力图（TEG）可在手术室中快速检查凝血功能状况，对于判断机体的凝血、纤溶状态并进行针对性的治疗有重要的临床指导意义。

【注意事项】

1.创伤、休克病人围麻醉期循环功能的维护是救治成功的关键。因此，无论是术前还是术中都应积极地进行抗休克治疗。即使血压恢复到正常水平，也应根据全身状况和监测结果做进一步的抗休克处理。对于病情非常紧急，非手术不能有效复苏的病人，应毫不犹豫地立即手术处理，同时进行麻醉与抗休克治疗。

2.术中发生进行性呼吸困难和 SpO_2 的下降时，如果循环功能并无严重紊乱，则预示存在其他并发症。应积极寻找有无胸部外伤所致的血胸、气胸、肺损伤以及误吸和肺动脉栓塞等病情，并进行及时诊断与处理。

3.低体温是创伤休克病人围麻醉期普遍存在而又容易被疏漏的一个并发症。低温虽然可以减少氧耗，有利于创伤休克病人的抢救，但当体温低于32℃，就有发生心律失常的可能，同时也不利于凝血功能的恢复。所以，应加强体温的监测，并保持25℃左右的室温、37℃的手术床加温毯温度。对于输液、输血加温也是必要的，可用加温仪器加温至37℃直接输入，也可先置于恒温箱内加温后再输入。

4.严重创伤休克病人凝血功能的异常是组织碎片进入血流所致。术中遇有大量渗血与血液不凝时，应及时监测血小板、纤维蛋白原及凝血酶原时间等，根据检查结果针对性地补充凝血因子。

5.严重创伤休克可导致肝脏与肾脏功能的损伤。这种损伤是休克后的继发性病变，如果及时纠正休克，损伤是可逆的。但长时间的休克不能纠正，则肝、肾血流量的进一步减少可导致肝细胞缺血坏死、肾小球滤过下降，而发生黄疸、急性肾衰竭等多器官功能障碍，预后十分凶险。因此，早期恢复有效血液灌注与内环境的平衡，必要时适量使用呋塞米等利尿药是避免肝、肾功能损伤，降低死亡率的关键。

第八章　眼科手术麻醉

眼科手术的麻醉需满足下列要求：确保足够镇痛，保持眼延髓性麻痹。减少术野渗血。预防眼压升高，避免眼心反射，注意眼科用药与麻醉药相互作用，平稳复苏，术后止吐、止咳。由于头部位置让给手术医师.麻醉师必须注意术中呼吸道管理。

【病理生理与药理】

1.正常眼压的形成：①眼压的维持取决于房水的产生和引流间的平衡。房水由后房脉络膜血管丛产生，通过瞳孔流入前房，经小梁组织吸收，引流入巩膜外静脉，最后汇入海绵状窦和颈内静脉。②眼压维持眼球一定的形态和张力，正常值为1～22 mmHg，超过25 mmHg为眼压异常增高。

2.影响眼压的全身性因素：①$PaCO_2$增高，脉络膜血管扩张，眼压升高；$PaCO_2$减少，脉络膜血管收缩，眼压降低。②低氧血症时眼压升高。③血压的急剧升降引起眼压轻度增减。④深吸气时，眼压可下降5 mmHg。⑤呕吐、咳嗽、挣扎导致眼压急剧增高达30～40 mmHg。⑥精神紧张时，眼外肌张力高，眼压增高。

3.麻醉药对眼压的影响：

（1）静脉麻醉药：①氯胺酮可能引起眼球震颤和眼睑痉挛而升高眼压；②依托咪酯本身有降低眼压作用，但如发生肌阵挛可使眼压急剧升高；③硫硫喷妥钠、丙泊酚、咪达唑仑等均降低眼压。

（2）吸入麻醉药：①挥发性吸入麻醉药，均剂量相关性地降低眼压，其可能机制为抑制中枢控制中心，减少房水产生，促进房水引流，降低眼外肌张力，降低血压；②氧化亚氮，由于氧化亚氮的第二气体效应，可改变玻璃体视网膜手术时注入眼球内的气泡体积，引起眼压明显升降。

（3）阿片类镇痛药：①药物本身对眼压无影响；②引起的恶心、呕吐可升高眼压；③与静脉麻醉药合用于麻醉诱导可减轻插管引起的眼压升高；

（4）神经肌肉接头阻滞药：①去极化肌松药氯化琥珀胆碱可引起眼外肌颤搐．明显升高眼压：②非去极化肌松药不影响或降低眼压。

4.眼科用药对麻醉的影响：眼科用药多为滴眼剂，虽总量较少，但若经鼻泪管流入鼻腔，由鼻腔黏膜吸收，也可能产生全身副作用，或与麻醉用药产生相互作用，手术和麻醉过程中应予注意。

（1）扩瞳药：①抗胆碱药，如阿托品、东莨菪碱、后马托品、托吡卡胺等。为滴眼剂。副作用有发热、口干、面色潮红、心动过速、皮肤刺激感等。②拟交感药，去氧肾上腺素、肾上腺素等，为滴眼剂。后者可配成 1：200 000 盐水溶液。术中前房灌注扩瞳，吸收入体循环可引起心动过速、高血压。

（2）降眼压药：①乙酰唑胺，碳酸酐酶抑制剂，减少房水生成，降低眼压，静注有排钾利尿作用，用此药病人术前应测血电解质。②甘露醇，渗透性利尿药，静滴，用于严重眼压增高的紧急处理。对于心脏储备功能差的病人，由于血容量的突然增加，可能诱发心衰。③拟胆碱药，毛果芸香碱滴眼，乙酰胆碱术中注入前房，为缩瞳药。副作用产生于药物的拟副交感效应，包括心动过缓、低血压、支气管痉挛。④胆碱酯酶抑制药，滴眼剂，起缩瞳作用。因为对血浆假性胆碱酯酶的抑制，可延长去极化肌松药乙酰琥珀胆碱和酯类局麻药的效应。⑤β 受体阻滞药，如噻吗洛尔、甲他洛尔等。滴眼剂用于治疗慢性青光眼，由于体循环的β阻滞效应可产生心动过缓和支气管痉挛等副作用，可能加重房室传导阻滞和充血性心衰。

5.眼心反射：

（1）临床表现：由于眼外肌受牵拉或眼球受压迫引起，表现为突发性的窦性心动过缓、心动过缓伴室性异位心律、房室传导阻滞甚至心搏骤停。

（2）反射途径：为三叉迷走通路，由三叉神经眼支传入，经第四脑室感觉神经元，从迷走神经传出。

（3）易发生条件：斜视手术、视网膜手术和眼眶肿瘤摘除术；浅麻醉状态、缺氧或高碳酸血症。

（4）处理方法：常规心电图监测，立即停止手术操作，保证恰当的呼吸道通气，确定足够的麻醉深度，必要时静注阿托品或其他加快心率药物。

（5）预防措施：阿托品作为术前给药肌注对眼心反射无预防作用，阿托品0.4 mg静注有可靠地预防眼心反射效应，作用可持续30分钟。局麻药球后阻滞无抑制眼心反射作用。

【术前准备】

1.术前评估：①眼科病人年龄分布呈两极化，以老年人或婴幼儿为主。老年人可能伴有高血压、心脏病、糖尿病、慢性肺部疾病等，婴幼儿中早产儿比例较大或可能伴有其他先天性疾病。②眼科手术创伤小，对生命危险不大，死亡率低。③术前访视除常规病史、体格检查和实验室检查外。无特殊要求。④眼球开放性损伤病人应慎重衡量眼科手术的紧急性和术前准备的充分性两者的关系。大多数病人不需要立刻手术，饱胃病人应给予充分禁食时间(4～6小时)，绝对不能使用催吐或插胃管。这类动作会急剧升高眼压，引起眼内容物流失而导致失明。

2.术前用药：包括镇静药和阿托品。避免使用阿片类镇痛药，因为这类药物可能引起恶心、呕吐而增高眼压。儿童术前可给予咪达唑仑和氯胺酮口服糖浆，婴幼儿可予以咪达唑仑鼻腔滴入。

【麻醉选择】

1.局部麻醉：绝大多数成人手术时间短于2小时。可以在局部麻醉下进行。其优点是术后恶心、呕吐少，恢复快，并提供术后镇痛作用。局部麻醉常用球后阻滞，可达到眼球及眶内组织完全麻痹，但其常见并发症是球后出血。需眼睑麻痹可合用面神经阻滞。焦虑病人可辅以静脉镇静剂。

2.全身麻醉：

（1）适应症：儿童、过分焦虑或无法合作成人，伴有其他严重疾病，手术时间较长或操作复杂等。

（2）麻醉用药：无特定麻醉用药方案。选用气管内插管，可使用吸入麻醉药一肌松药的平衡麻醉；选用喉罩，则不用肌松药。

（3）注意事项：①避免诱导时引起眼压升高的因素，如面罩压迫眼球、咳嗽、肌紧张、挣扎、去极化肌松药、浅麻醉下插入喉镜、缺氧、高碳酸血症、高血压等。②术野位于头面部，为保证呼吸道通畅，应气管内插管或放置喉罩。特别是婴幼儿，由于呼吸道狭窄，气管内插管可能引起声门水肿，呼吸道阻塞，放置喉罩可能是较好的选择。③为预防插管引起眼压升高，应保证足够麻醉深度、咽喉部表面麻醉、静注利多卡因 1.5 mg / kg 等。

（4）拔管指征：大多数眼科手术病人无呼吸道处理困难，可在呼吸恢复后、完全清醒前拔管，避免咳嗽、挣扎引起眼压升高。

3.特殊情况麻醉处理：

（1）小儿眼科检查：避免吸入麻醉药的降眼压作用造成测量误差，采用氯胺酮合并丙泊酚静脉麻醉对眼压较小。

（2）眼内手术：确保眼延髓性麻痹，应用非去极化肌松药，控制呼吸。

（3）斜视手术：术后呕吐较常见，手术结束前应静注抗呕吐药。

（4）视网膜手术：在开始眼球内注气前 15 分钟、注气后 10 天内禁止使用氧化亚氮。

（5）急症饱胃病人的眼球开放伤：①应同时考虑误吸和眼内容流失的危险；②不使用清醒插管，咳嗽和挣扎会引起眼压急剧升高而导致眼内容流失；③采用环状软骨压迫手法.非去极化肌松药预处理后，静脉麻醉药琥珀胆碱快速诱导气管内插管；①术毕，清醒前放置粗胃管.吸清胃内容物，意识完全恢复后拔管。

【术后处理】

1.眼科手术一般无严重术后疼痛（除眼眶肿瘤摘除术），故无须术后镇痛。如合用长效局麻药球后阻滞，可以提供术后镇痛效果。

2.术后呕吐较常见，可预防性给予止吐药。

3.全身麻醉病人术中应注意给健康眼涂油膏，并闭合眼睑，避免发生干燥性角膜炎或角膜擦伤。

第九章 口腔及颌面手术麻醉

【手术特点】

1. 手术部位在呼吸道入口处，术中异物、分泌物和血液有误入呼吸道的危险，加上病人头部位置的变动和麻醉医师的远距离操作，给呼吸道管理带来不利。

2. 颅颌面手术操作邻近脑组织，分离和暴露过程中易使脑组织受到牵拉，可造成脑损伤和脑积水，继而导致颅内压增高，甚至危及生命。

3. 口腔、颌面及颅脑部血管丰富、止血困难，多次截骨、多部位或大创面手术、血管纤维瘤手术、复杂的颅颌面手术等都会造成大量失血。

4. 颅、面、颈部神经丰富，手术操作易诱发不良神经反射，常见的有眼一心迷走神经反射和颈动脉窦反射。

5. 显微手术在口腔颌面手术中应用广泛，游离皮瓣、肌肉、骨骼瓣、神经移植和复杂的颅颌面肿瘤或畸形修复等手术，均需采用显微外科技术。

6. 正颌手术操作复杂，涉及上下颌骨的切开、移植、复位和固定，常需作颌间结扎以保持移植骨块于功能咬合位，呼吸道梗阻和出血是这类手术的严重并发症。

7. 受口咽部组织肿胀或解剖改变、失去颌骨支撑、颌间结扎固定等因素影响，有些病人术后需留置导管或做预防性气管切开术。

【术前准备】

1. 小儿病人：①检查先天性颌面畸形小儿有无并存的重要脏器畸形及其功能改变；②检查先天性唇腭裂小儿有无喂养困难造成营养不良、发育迟缓；③伴急性上呼吸道感染和严重贫血的小儿，应暂缓手术。

2. 中老年病人：①对原已有内科合并症的病人，需着重了解其心肺等脏器功能损害的严重程度. 与内科医师共同制定术前治疗方案，以提高病人的手术麻醉耐受力；②恶性肿瘤病人全身状况差。常出现消瘦，并伴有贫血、营养不良和低蛋白血症，术前应尽可能予以改善和纠正。

3. 呼吸道困难：口腔颌面外科病人中. 呼吸道困难较为常见而严重，术前应准确预测并选择好合适的诱导方法和插管技术。易发生呼吸道困难的常见疾患有先天性颅颌面畸形、口腔颌面肿瘤、颞下颌关节强直、阻塞性睡眠呼吸暂停综合征、外伤、感染、肿瘤造成口腔颌面畸形或缺损、手术或放疗引起呼吸道附近解剖结构改变、颌颈部肿瘤压迫致气管移位等。

4. 颌面创伤：①术前应尽可能了解其创伤的范围及程度，估计其创伤后失血量；②检查有无引起呼吸道梗阻的因素存在包括血块、异物堵塞呼吸道或下颌骨骨折等；③检查有无意识状态的改变，有无其他外伤如颈椎骨折、胸部外伤等存在；④询问病人原来的健康状况和最后进食时间。

5. 禁食和禁饮：选择性手术前均应按常规禁食、禁饮，6 个月以下小儿为 4 小时，6 个月～2 岁小儿为 6 小时，大于 2 岁小儿为 8 小时，成人为 8～12 小时。

6. 心理准备：术前应尽可能解除病人的恐惧、焦虑情绪，不良心理活动的抑制与阻断，对减少麻醉用药量、维持生理状态稳定和减少术后并发症都有重要意义。

7. 麻醉前用药：①局部麻醉、区域阻滞和全身麻醉前常用麻醉性镇痛药、神经安定药和抗胆碱药。全身麻醉病人中，为减少胃内容物反流、误吸造成的危害，有时也使用抗酸药。②麻醉前用药宜在麻醉诱导前 1～2 小时口服或肌注给予。③1 岁以内的婴儿在麻醉前无须使用镇静药物，1 岁以上的小儿可视具体情况在麻醉前给予镇静药物。④高龄、有严重肺病、呼吸道受损、休克或颅内压增高的病人，可不使用麻醉前用药。

【麻醉选择】

口腔颌面外科手术麻醉要求平稳、镇痛完全，常不需要特别的肌肉松弛作用。

1. 局部麻醉对生理干扰小，易于管理，适用于部位浅表、范围较小、时间短的手术。

2. 几乎整个颌面部区域手术都可采用神经阻滞麻醉，其缺点在于手术区疼痛感受器的阻滞不易完善。

3. 对于精神紧张、焦虑者，可在局部或区域麻醉的基础上，经静脉辅助应用镇静、镇痛药物以完善麻醉效果。

4. 由于病变和手术部位邻近呼吸道入口。气管内插管全身麻醉应是口腔颌面外科手术最理想的麻醉选择。

【麻醉要点】

1. 为确保安全，常需采用气管内插管全身麻醉，并根据手术需要选定插管径路。颅底、眼眶、鼻部、上颌骨、上颌窦手术宜经口插管。下颌骨、腮腺区、口腔内手术宜经鼻插管。

2. 在颅颌面手术的围术期处理上，有效控制颅内压增高，积极防治脑水肿至关重要。

3. 围术期中应注重长时间、大范围手术给病人带来的生理变化。

4. 对于多部位、历时长、创面大的手术，应注意加强对循环的监测和管理，及时补充血容量。

5. 在预计有严重失血可能的手术中，常需采用控制性降压技术。

6. 对失血量大或需开颅的手术，还需实施低温麻醉。

7. 应警惕不良神经反射，在尽力完善麻醉的同时，需关注手术医师的操作步骤，加强心电监测，及时发现，及时防治。

8. 显微手术操作精细复杂，要求麻醉平稳、镇痛完善，保持术野绝对安静。

9. 对于施行微血管吻合的手术，还应注意维持血流动力学稳定，避免吻合血管痉挛与血栓形成，并加强麻醉恢复期内对移植组织的监护。

10. 对施行先天性颌面畸形整复手术的小儿，应注意检查其有无并存其他重要脏器的畸形，还须根据不同时期小儿的生理解剖特点，选择好合适的麻醉方法和监测手段。

11. 对估计术后可能发生呼吸道梗阻的病人，应留置气管导管或施行预防性气管切开术。

【麻醉管理】

1. 由于病变部位的影响，麻醉诱导后易发生呼吸道困难，无插管把握时需保留病人的自主呼吸，忌用肌松药，在浅麻醉甚至清醒状态下施行气管内插管。

2. 术中病人头部周围被术者占据，头位常因手术操作而变动. 应严密观察，及时发现导管的扭曲、折叠、滑脱及接口脱落等异常情况。

3. 在历时较长的手术中，加强对循环系统的监测十分重要，除常规项目如心电图、脉率、动脉压、尿量等，对重大手术和危重病人还需进行血流动力学的创伤性监测，如中心静脉压、周围动脉压和肺动脉压的测定。

4. 持续监测颅内压是颅颌面手术的常规监测项目. 根据动态的监测结果，可做及时调整，将颅内压控制在一个安全范围内。

5. 在口腔、颌面及颅面恶性肿瘤根治、颅颌面严重畸形修复、巨大血管瘤切除等手术中，为减少手术失血量和保持术野清晰. 常需采用控制性降压。

6. 低温技术在颅颌面手术中较为常用. 可降低机体的氧耗量。增加脑组织对缺血、缺氧的耐受力，有效地进行脑保护。

【注意事项】

1. 唇腭裂手术：①采用气管内插管全身麻醉，以吸入麻醉为主要诱导方法。由于这类小儿有并存呼吸道困难的可能，故应在确认维持面罩通气无困难后方可给予肌松药。②氯胺酮麻醉可引起呼吸道分泌物增加，还可抑制喉反射、抑制呼吸、增高颅内压，麻醉中要密切观察；对于同时伴有心血管畸形并已有明显心功能损害的小儿，使用小剂量氯胺酮有发生严重循环抑制的可能，应慎用。③除咽成形术应选经口插管外，大多唇腭裂手术可选用经口插管，也可选用经鼻插管。④局麻药混合 1：200 000 的肾上腺素作局部浸润可减少术中创面出血，但应警惕氟烷麻醉下有发生心律失常的危险，肾上腺素用量须限制在 3～5μg/kg 的剂量范围，以策安全。⑤术后创面组织水肿、舌后坠易造成急性呼吸道梗阻发生，为避免损坏修复创面，应尽可能地减少口内吸引和放置口咽通气道，采用牵拉舌缝线的方法可防治舌后坠。⑥咽成形术后，因腭咽腔明显缩小、局部组织肿胀可出现鼻腔通气不畅、睡眠时严重打鼾甚至呼吸道梗阻症状，这类小儿应慎用术后镇痛。

2. 口腔颌面肿瘤手术：①多选用气管内插管静吸复合全身麻醉，除上颌肿瘤手术经口插管外，其余手术已经鼻插管更为常用。②有可能影响病人维持术后呼吸道通畅的手术如大范围联合切除术，双侧颈部手术，经口、咽、喉部手术及下颌骨切除术等，可在术前或术毕时施行预防性的气管切开术。③有些肿瘤手术如进行上颌骨和颞骨切除时，止血十分困难. 术中要准确估计失血量，及时输液输血。④颅底深层和颞岩部肿瘤切除手术以及切除肿瘤后需用游离组织皮瓣修复缺损创面的手术，均需在显微镜下进行精细操作，应注意显微手术的麻醉特点。⑤颞下窝、后颅底部位的肿瘤常可累及颈内动脉，术中多采用暂时阻断或结扎动脉的方法以减少出血。在麻醉处理上，需使动脉血压维持于较高水平，避免因低血压状态下侧支循环灌注不足而造成脑局部缺血。⑥有些晚期肿瘤病人须进行双侧同期治疗性颈部淋巴结清扫术，要结扎双侧颈内静脉. 使病人有颅内压增高的危险。故常需使用低温技术，术中取 1 5°～30° 头高位以减少头部血液滞留. 连续监测颅内压并适当采取降颅内压措施。涉及颅前窝或颅中窝的手术即颅颌面联合根治手术。在围术期管理上兼有口腔颌面外科和神经外科的特点，颅内压增高是颅内操作的重要障碍，对于这类病人，术中和术后防治颅内压增高十分重要。

3. 口腔颌面外伤后手术：①口腔、颌面部外伤后，常会出现急性上呼吸道梗阻，迅速清理呼吸道、维持呼吸道通畅是紧急救治的首要步骤。0 在颌面损伤中，上颌骨骨折合并颅脑损伤发生率较高。对于有明显颅脑损伤的病人，出现昏迷并非手术麻醉的禁忌证，但昏迷病人手术麻醉的风险将大大增加。③所有的颌面损伤，除非摄片确认无颈椎损伤存在，均应被认为同时伴有颈椎损伤。在搬运病人和麻醉手术过程中需采取制动措施，避免做颈椎的屈伸或旋转运动而使病情恶化。④在上颌骨骨折中，LeFort Ⅰ型骨折为低位骨折，可经口插管，单侧骨折时还可选对侧经鼻插管；LeFort Ⅱ型骨折和 LeFort Ⅲ型骨折均为受相当大的外力作用后引起，常伴有颅底骨折，经鼻插管被列为禁忌。⑤下颌骨骨折时，可经鼻插管，对张口不受限的病人也可经口插管。⑥颌面骨骨折可造成张口受限或完全不能张口，如下颌骨角部骨折、髁状突骨折以及颧骨、颧弓骨折碎片压迫颞肌或阻碍喙突运动等，常应选择经鼻插管。⑦上颌骨骨折常合并口、鼻黏膜损伤、出血，骨折段向下后方移位，可将软腭压至舌根部，使口咽腔缩小，引起呼吸困难，插管时应予以注意。⑧下颌骨骨折如颏部双发骨折或粉碎性骨折、双侧颏孔区骨折后发生移位，可使舌根后退，有引起呼吸困难甚至窒息的可能，尤应引起关注。

4. 颞下颌关节强直手术：①最为突出的问题是因颞下颌关节强直、张口极度受限造成气管内插管困难。②“假性”强直者多为疼痛引起颞肌和咬肌反射性痉挛所致，在全身麻醉下可出现缓解，张口度恢复正常；“真性”强直则多有关节损伤、粘连或融合等解剖结构改变，麻醉后不会出现缓解，故需在浅麻醉或清醒状态下插管，保留自主呼吸。③通常选用经鼻插管，并根据具体情况选择困难插管技术，如盲探插管、纤维光导镜引导插管、逆行引导插管等。

第十章 耳鼻咽喉科手术麻醉

耳鼻咽喉科麻醉的特点是病变常常累及呼吸道.造成病人呼吸困难。而且手术医师和麻醉师共用一个呼吸道，麻醉师处于远离病人头部位置，因此呼吸道的管理尤其重要。

一、喉镜和显微喉镜手术麻醉

1.病变位于声门附近。术前用药避免使用镇静药.以免发生呼吸困难，予以抗胆碱药可减少呼吸道的分泌物.保持术野干燥。

2.手术时间较短,但喉部刺激引起的心血管反应较大.手术操作要求病人保持不动。因此必须采用全身麻醉。

3.采用小口径导管（成人5～6 mmlD）气管内插管.其优点是方便控制呼吸，满足足够通气。能进行呼吸气体的监测，可使用吸入麻醉药。导管的气囊可避免血液和组织碎片流入呼吸道，而且可提供满意的手术视野。

4.位于声带后缘病变的手术，可能受到气管内插管的干扰，最好采用其他通气方式，如高频喷射通气。

5.选用强效、短效麻醉药，既要有足够麻醉深度，减少术中心血管反应，又要保证术后快速苏醒、喉部反射尽快恢复以免血液和组织碎片误吸。

6.使用短效肌松药，保持病人不动、颞颌关节松弛，有利于呼吸道内的器械操作。

二、呼吸道内激光手术

呼吸道内激光手术麻醉的主要难度在于通气方式的处理，最大的危险是呼吸道燃烧。

1.通气方式：

（1）气管内插管：用特制的抗燃烧气管导管或普通PVC导管用含金属成分的胶布包裹或直接使用普通PVC导管，选用小口径导管，插管位置偏深，以免激光击穿气囊。可经气管内插管给予吸入麻醉。

（2）喷射通气：有2种途径，声门上和声门下。声门上通气可将一细导管或导针插入喉镜的侧孔，操作简单，但声带可能随气流震动而影响手术；声门下通气采用经环甲膜穿刺插入导针，可避免声带震动，但操作可能造成创伤。喷射通气时，因吸入麻醉药浓度难以调节，并污染手术室空气，应选择全静脉麻醉，使用肌松药有利于通气并保持病人不动。不主张使用过高频率通气，呼气时间过短会造成二氧化碳蓄积。

2. 呼吸道燃烧的预防和处理：

（1）预防措施：用氮气或空气稀释吸入氧气浓度至30%以下，避免使用氧化亚氮等易燃气体，气管导管的气囊内灌注水或盐水，器械上不要沾染油渍.采用最低功率激光并使用间断模式，及时吸出激光造成的烟雾以免下呼吸道烫伤。

（2）处理：立即停止通气.取出气管导管并与氧气源分离，行面罩通气.用水或盐水湿化呼吸道.重新气管内插管.支气管镜检查呼吸道并取出呼吸道内组织或导管碎片。

3. 注意事项：注意病人和手术室内人员对激光的防护，如戴眼罩、皮肤保护等。

三、呼吸道异物手术麻醉

1. 呼吸道内取异物手术一般需在硬支气管镜下进行，必须全身麻醉。

2. 呼吸道异物多见于婴幼儿，手术在相当狭窄的呼吸道内进行，因此不能选择气管内插管.也无法使用吸入麻醉。

3. 选用静脉麻醉药，如丙泊酚、咪达唑仑、氨基丁酸等。硫硫喷妥钠和氯胺酮单独用于呼吸道手术，有诱发呼吸道痉挛的危险，不予采用。可合并给予适量阿片类镇痛药，减轻呼吸道应激反应，但芬太尼有发生呼吸暂停、胸壁僵硬的可能，应从小剂量开始（2，μg / kg），稀释后缓慢静注。

4. 术中最大的危险不是麻醉药引起的呼吸抑制，而是呼吸道刺激引发的呼吸道痉挛。麻醉药引起的呼吸抑制，可经支气管镜吹入氧气，或拔出支气管镜，面罩通气，待低氧纠正后可继续手术。因此术中必须维持足够的麻醉深度，抑制呼吸道应激反应。

5. 术中可给予喷射通气，以保证供氧。可有 2 种途径：经硬支气管镜的侧支插入喷射导管；经鼻腔插入或经环甲膜穿刺插入喷射导管。后者可提供更方便的手术条件并更容易控制呼吸。

六、耳科手术麻醉

1. 氧化亚氮和中耳压力：由于氧化亚氮的第二气体效应，使用时氧化亚氮进入中耳鼓室内速度大于空气撤离速度，可引起鼓室内压力明显升高，停止使用时又造成负压，剧烈的压力变化可能使鼓膜移植片移位甚至鼓膜破裂，破坏手术效果。因此在放入鼓膜移植片前 15 分钟应终止吸入氧化亚氮。

2. 手术视野清晰度：中耳显微手术需要无血清晰的视野，特别是放置鼓膜移植片时，应施行控制性降压。可采用吸入麻醉药或血管活性药，维持平均动脉压 60 mmHg 左右。

3. 面神经监测：耳科手术最强调面神经的识别和保护，如术中需要行面神经监测，则应尽量减少肌松药的使用。

4. 术后呕吐：中耳手术术后呕吐和眩晕较常见，麻醉维持和术后镇痛尽量减少阿片类药的使用，手术结束时可预防性给予止吐药。

5. 麻醉维持：使用挥发性吸入麻醉药可保持足够的麻醉深度，并可减少肌松药和阿片类药的用量，避免氧化亚氮的使用，还可用于控制性降压，是耳科手术较为理想的麻醉药。

第十一章 烧伤手术麻醉

烧伤是平、战时多见的一种创伤，有其特殊性，尤其是大面积深度烧伤休克的抢救更有其特点。

【病情特点】

烧伤后局部和全身的病理生理变化因烧伤面积与深度不同及临床病程的发展而各异。

1. 烧伤临床分期：

（1）液渗出期：对烧伤面积较大者，此期又称“休克期”。体液丧失的速度一般以伤后 6～8 小时内为高峰，丢失的大部分为血浆，发生低血容量性休克。表现为低血浆容量、血浓缩、低蛋白血症、低钠血症、代谢性酸中毒等；常伴有急性肾衰竭、肺部并发症（肺水肿、急性肺功能不全等）、脑水肿、应激性溃疡等。此期应及早进行补液治疗，迅速恢复循环血量，改善组织血液灌注和缺血、缺氧。

（2）急性感染期：急性感染是对烧伤病人的另一个严重威胁。烧伤越深，面积越大，感染机会越大，感染程度也越重。开始表现为创面的局部感染；而后可引起脓毒症状、创面加深、水肿回收延缓等；严重者可出现败血症，或向创面深部健康组织侵袭形成“烧伤创面脓毒症”等全身性感染。防治感染，首要的是积极维持机体本身的抗病能力，如及早防治休克.致使缺血缺氧性损害减低到最低程度等；其次是及早清除坏死组织.封闭创面以及辅用抗生素。

（3）修复期：此期包括创面修复与功能修复。深度创面愈合后产生不同程度的瘢痕增生、挛缩，使肢体及其他功能障碍。需要早期功能锻炼和整形矫正手术，包括瘢痕切除和植皮术。

2. 烧伤面积的估计：

（1）九分法：①成人头和每个上肢各占体表面积的9%；躯干前面、后面和每个下肢各占体表面积的18%。②婴儿和儿童因体表面积比例与年龄有关，在估算体表面积百分率时应参考图表以避免明显错误。

（2）手掌法：无论成人或小孩，手的面积占总体表面积2.5%，掌侧占1.25%，如果5指并拢，一掌面积约占体表面积的1%。

3. 烧伤深度的估计：①一度烧伤，又称红斑性烧伤，局部干燥、疼痛微肿而红，无水疱；②二度烧伤，又称水疱性烧伤，临床常分为浅二度和深二度；③三度烧伤，又称焦痂性烧伤，局部苍白、黄褐或焦黄，严重者呈焦灼状或炭化。

4. 烧伤严重程度的分类：见表10-1。

【麻醉要求】

1. 严重烧伤病人因广泛的创面，加之切痂取皮时手术视野范围大，难以进行正常的血压、脉搏等监测，尽可能利用有限的监测对循环状态做出正确的判断。

2. 切痂取皮等手术麻醉镇痛要求高，需足够的麻醉深度。

3. 伴有头、面、颈及呼吸道烧伤病人，特别注意呼吸道管理。

表11-1　烧伤严重程度分类标准

严重程度	成人		小儿	
	烧伤总面积（%）	三度烧伤面积（%）	烧伤总面积（%）	三度烧伤面积（%）
轻度	<10	0	<5	0
中度	11~30	<10	5～15	<5
重度*	31~50	11~20	16~25	<10
特重	>50	<20	>25	>10

成人烧伤面积<31%（或三度烧伤面积〈11%）或小儿烧伤面积<1 6%（或

三度烧伤面积<6%）。但有下列情况之一者，仍属重度烧伤范围：①全身情况较重或已有休克；②复合伤或中毒；③中、重度吸入性损伤；①婴儿头面烧伤>5%。

4. 由于反复多次手术. 需考虑病人对麻醉药物的耐药性和超敏反应。

【术前准备】

1. 一般评估：对烧伤面积、程度、部位及病人全身情况等进行一般评估。

2. 小面积、四肢及轻度烧伤对心血管系统影响不大，不需特殊准备。

3. 烧伤急性期，病人状况不稳定，应着重纠正低血容量、酸碱和电解质紊乱及凝血障碍。

4. 大面积或严重烧伤重要是液体丢失引起低血压、低灌注和休克。大量液体丢失发生在伤后 24～48 小时，主要是渗出和转移到细胞外间隙（第三间隙），丢失成分与血浆相似。术前需积极补充晶体和胶体液，晶胶比例，中、重度病人为 2：1，特重病人 1：1。每天补液量按病人体重和烧伤面积进行计算。

Parkland 公式：补液量（ml）一乳酸盐林格液 4.0 ml×体重（kg）×体表面积（%）×24 小时。

Brooke 公式：补液量(ml)=晶体液 1.5 ml×体重(kg)×体表面积(%)×24 小时+胶体液 0.5 ml×体重（kg）×体表面积（%）×24 小时+5%葡萄糖注射液 2000 ml。

通常烧伤后 8 小时内补充计算量的一半，剩余量在以后的 16 小时内输完，同时给予病人每天液体维持量。在大面积烧伤中补液必须在有创监测和实验室检查下进行。

5. 胸部环周性深度烧伤降低胸壁顺应性，可导致低氧血症和呼吸衰竭，需急诊焦痂切开。面部、上呼吸道烧伤及伴有吸入性烧伤，应在呼吸道水肿发生前，尽快行气管内插管，否则可迅速发生软组织继续肿胀和扭曲，从而使插管困难。

6. 大面积深度烧伤或电烧伤时，常伴有肌红蛋白和血红蛋白尿，导致急性肾功能不全。应给碳酸氢钠碱化尿液。

7. 消化系统功能紊乱，胃排空时间延长，胃肠蠕动减慢甚至麻痹性肠梗阻，延长禁食时间，必要时放置胃管。

8. 大面积烧伤病程长，能量消耗大，分解代谢加速，出现负氮平衡。病人常伴低蛋白血症、贫血、营养不良及水、电解质紊乱。术前均应积极纠正，提高病人耐受力。

9. 术前用药：术前用药种类及用量视麻醉方法及病情而定。一般病人可常规术前用药，病人因疼痛明显应加用镇痛药。对高热、心动过速者不宜用阿托品。大面积烧伤及伴有吸入性损伤不宜用吗啡。病情严重及体质差者少用或不用术前药。

【麻醉选择】

1. 上、下肢小面积烧伤，如穿刺部位及其附近皮肤完好。可用臂丛及椎管内阻滞，尤其适用于这些部位烧伤晚期的整形手术。

2. 神经安定镇痛麻醉：仅适用于表浅、短小清创手术，或作为其他麻醉的辅助用药。

3. 静脉复合麻醉：①呼吸道通畅，无明显呼吸抑制是保证静脉复合麻醉安全的关键。②头、颈、面及伴吸入性烧伤，长时间、大面积、饱腹、病情严重及俯卧位手术等均不宜做非气管内插管的静脉复合麻醉。③气管内插管静脉复合麻醉可用于各种烧伤病人。尤其是麻醉新药、新的输注方法及肌松药的应用如丙泊酚、咪达唑仑、阿芬太尼、瑞芬太尼、靶控输注（TCI）给药等，可以根据手术时间长短、病人情况等选择不同药物进行静脉复合麻醉，从而达到安全、有效、平稳的麻醉，又能迅速清醒。

4. 静-吸复合麻醉：是目前最常用的方法，适用于各种烧伤病人。宜用非去极化肌松药，烧伤病人对这类药物有耐药性（对常用剂量效应减弱），有时用药量是未烧伤病人的 3～5 倍。而去极化肌松药（如琥珀胆碱），因其可导致重度高钾血症和心搏骤停，在大面积烧伤 24 小时～2 年内绝对禁用。

【麻醉管理】

1. 建立有效的监测和静脉通路：①大面积烧伤时，ECG 电极不得不直接安置于清创的组织上，也可应用针式电极。②对于上、下肢血压测定困难，以及危重病人，可动脉置管连续监测血压，并可方便采血检查。穿刺部位取决于可用的未烧伤区域。心脏功能异常、持续低血压等危重病人，必要时可放置肺动脉导管监测血流动力学变化及指导治疗。③无法由指、趾监测 SpO_2 时，可用特定探头自耳垂、嘴唇等部位监测 SpO_2 。④常规观察尿量，作为判断循环状况的参考。⑤必须建立有效的静脉通路，以保证迅速补充大量的液体。建立中心静脉通路，可监测血容量和输注药物。如果所有适当位置均被烧伤，只得在消毒后将通路建立于烧伤处。

2. 呼吸管理：①在非气管内插管全身麻醉病人，要保证呼吸道通畅，需要时可用口咽、鼻咽通气道和喉罩；选用对呼吸抑制轻的药物，保证有足够的通气量，并常规吸氧。②头、面、颈部烧伤，严重烧伤即使无头面部烧伤，也可有头、面、颈部水肿；晚期焦痂形成和挛缩，很难找到合适的面罩及通气道，此外气管内插管也十分困难。因此要准备好普通喉罩、插管型喉罩、纤维支气管镜等.必要时经气管造瘘术。③下呼吸道烧伤，坏死物脱落堵塞而导致单叶或多叶肺不张及肺水肿，需及时行呼吸道吸引，必要时在纤维支气管镜下行支气管内坏死物清除。

3. 循环管理：①烧伤 24～48 小时，主要是渗出引起低血容量。术中继续术前的补液方案，并加上因麻醉导致的血管扩张和术中失液、失血。维持血流动力学稳定，使组织有足够的血流灌注，保持术中尿量>0.5～1 ml/(kg·h)。②

烧伤初期可发生心排血量和动脉压降低，可能与循环中抑制心肌收缩力的因子有关；烧伤后36～72小时毛细血管的完整性可重建，从组织间隙中进行液体重吸收，减少对输液的需要，此时开始利尿阶段；烧伤后期病人营养不良、毒素吸收甚至脓毒血症等。因此，术中输液需在有效循环功能监测（如血压、中心静脉压、尿量等）下进行，必要时用血管活性药。③烧伤切痂术常范围较大，创面渗血多，需及时补充液体。④术中改变体位，尤其由仰卧改成俯卧位时，应特别注意循环功能改变。

4.体温调节：烧伤病人最适温度为38℃。手术室、静脉输液和血制品应加温，吸入气体也应加温和湿化；烧伤小儿应用辐射加热灯并可能置于加热毯上。

5.麻醉复合用药：①在大面积深度烧伤，血容量不明确的情况下，可采用氯胺酮静脉麻醉，辅以安眠药、咪达唑仑、依诺伐等镇静镇痛药。但要预防一过性的呼吸抑制和舌根后坠，并且常规给氧。烧伤病人因为表皮分布容积增大和耐药性增强，对麻醉性镇痛药需求明显增加。②单个肢体烧伤可选择区域性阻滞，如单一上肢选择臂丛神经阻滞；如单一或双下肢选用腰麻或硬膜外阻滞。

【注意事项】

大面积深度烧伤后出现全身炎性反应综合征，引起许多重要脏器的并发症，根据美国麻醉医师协会（ASA）分级重度烧伤病人应在3级以上；且其病程长，需接受多次手术和麻醉，机体处于严重消耗状态，抵抗力差，易出现麻醉意外；应充分考虑病人的耐受性、耐药性和超敏反应性。另外护送病人至ICU时，保持体温正常十分重要，防止皮肤移植物脱落；在病人完全清醒前应充分供氧。

第十二章　腹腔镜手术麻醉

腹腔镜手术因创伤小、术后疼痛轻、并发症少及恢复快等优点在临床上应用日益广泛，同时由于人工气腹对生理功能造成的影响也不能忽视，因此术中做好严密监护，选择合适的麻醉处理是十分重要的。

【生理】

1.腹腔镜手术对循环系统的影响：腹腔镜手术的特点之一是需要在腹腔内注入气体造成人工气腹，临床使用最多的是二氧化碳气体。腹腔镜手术对血流动力学的影响，其生理学机制是多方面的，主要因素是腹内压（IAP）的升高和高碳酸血症所引起的生理学影响，其他还有病人的体位、注气速度和注气容量以及病人本身的身体状况。

(1)IAP增高：人工气腹使腹腔压力增加，上腹部手术IAP需达10～15 mmHg(1.3～2.0 kPa)，下腹部如妇科手术需达20～40 mmHg(2.6～5.2kPa)。在IAP增加的早期，可使腹部容量血管受压导致回心血量增加，IAP继续增高则使腹部及下肢静脉回流减少，正常腔静脉压力为5 mmHg(0.65 kPa)。IAP<5 mmHg，对生理影响很小；增高到10～15 mmHg时，腔静脉部分受压，静脉回流部分减少；如果IAP>15 mmHg，则会产生较严重的生理反应。另外由于膈肌上移产生胸膜腔内正压，使回心血量进一步减少。同时IAP增高压迫腹主动脉及腹腔内脏器血管，以及非机械因素如血中儿茶酚胺、血管升压素、血管紧张素等水平增加，导致体循环阻力（SVR）和肺循环阻力（PVR）增加，增加心脏后负荷。

（2）高碳酸血症：二氧化碳在血中溶解度较高，二氧化碳的吸收除了与溶解度有关外，还与IAP和手术时间长短有关。二氧化碳吸收随IAP的增高而增加。当IAP>10 mmHg时，腹膜毛细血管受压，二氧化碳吸收不与IAP成正比。

此外。手术时间越长，二氧化碳吸收越多。轻度的高碳酸血症（$PaCO_2$ 45～53 mmHg），对血流动力学影响轻微；中至重度高碳酸血症（$PaCO_2$ 55～70 mmHg），直接作用是抑制心肌和扩张动脉血管，另一方面高碳酸血症刺激中枢神经系统，增加交感活性和儿茶酚胺分泌，间接兴奋心血管系统，使心肌收缩力增强和小动脉收缩，表现为心率（HR）、平均动脉压（MAP）、中心静脉压（CVP）、心排血量（CO）和左心室每搏量（SV）增加。因此，高碳酸血症对血流动力学的影响是两种整合的结果，一般间接兴奋作用占优势。

（3）手术体位：在腹腔镜手术中需要利用重力作用.通过体位的变化来获得暴露。如实行妇科手术和肠道手术时的屈氏体位（头低脚高），上腹部手术的反屈氏体位（头高脚低），脾切除术的左侧在上的侧卧位和直肠、左半结肠切除的改良的截石位，这些体位带来的生理变化可能对病人有害，尤其是屈氏体位和反屈氏体位，会给病人带来一些生理变化如心脏回心血量的变化、对通气的影响等，体位的变化可加重或减轻人工气腹造成的循环和呼吸紊乱。

腹腔镜手术对血流动力学的影响一般是心率增快、外周血管阻力和中心静脉压增高，心排血量下降，平均动脉压可以增高、不变或降低。

腹腔镜手术发生心律失常比较多见（25%～47%），大多数为窦性，在气腹停止后消失。高碳酸血症、低氧血症、静脉回流减少对交感神经的刺激和腹膜牵拉对迷走神经的刺激都可能引起心律失常，甚至有可能导致致命性的心律失常。

2.腹腔镜手术对呼吸系统的影响：腹腔镜手术主要是气腹通过机械因素影响呼吸功能，人工气腹腹内压增高使膈肌上抬，膈肌运动幅度减小，肺容量减少和由于膈肌上抬致肺膨胀不全，潮气量下降，功能残气量减少，肺泡无效腔量增大，可引起通气 / 血流比例失衡。腹内压增加导致呼吸阻力增加，肺顺应性下降，在屈氏体位时更为明显。对于老年、肥胖和阻塞性呼吸功能障碍的病人，人工气腹对呼吸功能的影响则更为显著。

气腹使 $PaCO_2$ 升高，一方面是由于高弥散性的二氧化碳吸收，另一方面，气腹后通气量下降和呼吸无效腔相对增大也是原因之一。另外由于肺膨胀不全致肺容量减少及通气 / 血流比例失衡等因素导致缺氧。$PaCO_2$ 增高和缺氧在清醒病人可因呼吸代偿来排出过高的二氧化碳，分钟通气量可增加 20%～30%，但常因辅助镇痛镇静药物而抑制此代偿反应；在人工通气条件下可通过提供高浓度氧和增加通气量降低 $PaCO_2$ 和改善供氧。在气管内插管全身麻醉下，人工气腹后可能导致气管导管进入一侧主支气管。

3. 腹腔镜手术对其他生理功能的影响：

（1）气体栓塞：是一种罕见但也是气腹极严重的并发症。气体经手术创面静脉进入循环，在体循环会阻塞右心回流，导致心排血量极度下降；在肺循环会引起急性肺高压、右心衰甚至心搏骤停。所有气体均可引起气栓，如惰性气体不易被吸收，在量很少的条件下即可产生气体栓塞，而空气栓塞的致死量为 1 ml/kg 以上。由于二氧化碳溶解度较高，二氧化碳的致死栓塞气体量比空气高。另外，气体进入血管的速度也很重要。在二氧化碳气腹后，二氧化碳经腹膜吸收量为 20～30 ml/min，当液相二氧化碳达到临界值时，少许气相二氧化碳即可发生肺栓塞。发生肺栓塞时可出现 $P_{ET}CO_2$ 一过性升高后急剧降低。

（2）深静脉血栓形成（DVT）和肺栓塞（PE）：在围术期有显著的发生率和死亡率。腹腔镜手术由于 IAP 增加可能压迫髂静脉和下腔静脉导致下肢血流缓慢和回流障碍；手术中使用反屈氏体位也增加了下肢的静脉淤滞，更有利于血栓形成；手术时间也是影响血栓形成的一个因素，从腹腔镜手术的操作程序来看，其手术时间通常要长一些，因此这一因素也增加了 DVT 的潜在发生率。但腹腔镜手术后病人能较早下床活动，从而减少了静脉淤滞和血栓形成。

（3）消化系统：IAP 增高以及屈氏体位易出现胃食管反流，此时术中肺吸入的危险增加，在清醒病人常诉胃肠道不适。术中或术后恶心、呕吐发生率仍然较高。

（4）内脏血流灌注减少：当 IAP 升高时，在不影响心排血量的情况下，即可引起腹部脏器血流灌注不足，而 IAP 进一步增加使心排血量减少则会进一步减少脏器血流。而 IAP 升高引起的 SVR 增高和二氧化碳吸收导致的血管收缩在内脏血流减慢中起到次要作用。虽然腹腔镜手术中内脏血流灌注不足的临床意义尚不清楚，但已有气腹导致少尿和肾衰竭的报道。

（5）脑血流和颅内压：气腹对脑血流的影响主要是由于二氧化碳吸收增加导致的高碳酸血症，$PaCO_2$ 升高导致脑血流量增加、颅内压（ICP）增高和脑水肿。对可能加重 ICP 升高的高危病人应密切监护，需采取措施避免高碳酸血症，如增加通气量等。

（6）体温：许多因素如麻醉、手术暴露、输液、心功能不全、呼吸抑制、低血钾、感染等可引起围术期病人体温下降。腹腔镜手术需要注入高速的气体，其具有潜在的冷却作用，引起低体温的可能性比开腹手术要大，因此，外科医师和麻醉医师应注意到引起低体温的因素. 特别是较长时间的手术。

（7）妊娠期腹腔镜手术有两个比较复杂的问题，一是怀孕时已发生的生理变化，可改变气腹和特殊体位的生物学反应；二是对胎儿的影响，主要影响是酸中毒和血流灌注不足。

（8）由于手术操作或其他因素可导致气胸、皮下气肿、纵隔气肿、心包积气等。

【术前准备】

1. 麻醉前评估：麻醉前应全面了解病人的身体状况和特殊病情，由于腹腔镜手术对呼吸系统和循环系统影响较大，因此麻醉前应重点了解此方面的情况。如是否有高血压、冠心病，是否有急、慢性呼吸系统疾病等。

2.术前准备基本同一般腹部手术，如麻醉前用药、术前禁食、禁饮，术前应留置胃管并减压引流，防止反流和误吸。

【麻醉选择】

腹腔镜手术的麻醉应能做到手术切口的无痛，并解除人工气腹引起的不适和减轻气腹引起的生理变化。麻醉方法可选择全身麻醉、区域阻滞和局部麻醉。

1.气管内插管全身麻醉：全身麻醉能最大限度地控制心血管及呼吸系统，部分抵消气腹引起的生理变化，与其他麻醉方法相比具有很多优点。它可保证适当的通气，维持适当的麻醉深度和肌肉松弛，增加肺的顺应性，有利于通气；有利于控制膈肌运动，便于手术操作；能连续监测 $P_{ET}CO_2$ 而及时调节呼吸参数，维持 $PaCO_2$ 在正常范围；有利于迅速识别气体栓塞，便于及早处理。因此，腹腔镜手术大多选用气管内插管全身麻醉。其缺点是：控制通气升高呼吸道压，进一步减少回心血量和每搏量，给循环系统带来不利影响；加重 V_A/Q 平衡失调，加重缺氧；膈肌和隆嵴移位可导致气管导管移位或进入一侧主支气管。

麻醉药物的选择应尽可能减少对循环系统的抑制，麻醉诱导通常应用苯二氮唑类，速效巴比妥类、芬太尼和肌松药。另外，依托咪酯对心血管系统影响比较小，丙泊酚诱导快且术后恶心、呕吐少，也是较好的选择。吸入麻醉的诱导主要适用于儿童。诱导时应尽量避免胃充气，防止反流、误吸，胃充气也不利于手术操作。麻醉维持多采用静吸复合麻醉，如吸入麻醉药加上少量芬太尼和肌松药，肌松药可根据手术时间长短选用长效或短效肌松药。全身静脉麻醉是另一种全身麻醉技术，可联合应用丙泊酚、麻醉性镇痛药、苯二氮卓类、巴比妥类和肌松药，与静吸复合麻醉相比，其恢复时期短，术后较少恶心、呕吐。

2.区域阻滞：包括蛛网膜下腔阻滞和硬膜外阻滞。其优点是可保持病人在术中清醒，不致引起误吸，且病人可通过增加每分通气量保持呼吸的代偿功能。其缺点是腹腔镜手术引起的不适和生理变化主要是由于气腹所引起而非手术部位的疼痛，因此要求阻滞的范围较广（T2～L1），加重了对循环系统的影响；气腹引起的膈肌牵拉和二氧化碳对膈肌的直接刺激会引起肩部的放射痛；因交感神经阻滞导致迷走神经张力增强，可引起心律失常及恶心、呕吐等反应；由于病人不适需要辅助麻醉性镇痛药和镇静药物会抑制呼吸系统代偿功能。区域阻滞难以完全消除气腹引起的不适，有时病人难以耐受，则需改为气管内插管全身麻醉。一般将区域阻滞用于下腹部腹腔镜和妇科腹腔镜手术。

3.全身麻醉加硬膜外阻滞：在硬膜外阻滞成功后行气管内插管，以静脉麻醉药和（或）吸入麻醉药维持浅全身麻醉以耐受气管导管。其优点是：可控制呼吸，便于呼吸管理，避免单纯硬膜外阻滞时发生严重的呼吸抑制，节省了麻醉药和肌松药，避免其蓄积和残留作用.且术后可采用硬膜外镇痛，有利于病人恢复。

4.双侧肋间神经阻滞：可提供手术部位的镇痛和肌肉松弛。保持病人清醒，有利于发挥病人自身调节反射，但操作复杂，有导致气胸和局麻药中毒的可能。

5.局部麻醉：局部麻醉辅助或不辅助镇静、镇痛药，可用于诊断性腹腔镜检查和活检、输尿管镜检查、粘连带松懈、输卵管结扎以及疝修补、胃造瘘、空肠和胆道造瘘术等。

【麻醉监测】

腹腔镜手术对病人生理干扰大，麻醉中的监测和管理很重要，尤其是对呼吸和循环系统的监测。

1.呼吸监测：

（1）呼吸道压力（PAw）监测：气腹使腹壁张力增加，膈肌上抬，胸膜腔内压升高，肺顺应性降低，呼吸道阻力增加，而呼吸道压力是影响心排血量的重要因素，呼吸道压可间接地提示胸膜腔内压，而监测气腹对循环的影响，呼吸道压力监测还有利于防止呼吸道压伤。

(2)呼气末二氧化碳分压($P_{ET}CO_2$):腹腔镜手术麻醉过程中必须监测$P_{ET}CO_2$，以调整呼吸参数，维持正常的血气状态。如果病人有心肺疾患，$P_{ET}CO_2$不能很好地反映$PaCO_2$，需直接测定$PaCO_2$。

(3)通气量监测：主要是通过呼吸机的监测系统测定潮气量(V_T)和每分通气量(V_E)。在腹腔镜手术麻醉过程中，一般采用过渡通气，在气腹期间一般设置、V_T为10～12 ml / kg，V_E为150～160 ml / kg，并根据PaO_2、$PaCO_2$和脉搏血氧饱和度(SpO_2)，及时发现低氧血症。

(4)血气分析：如pH、PaO_2和$PaCO_2$等，根据监测结果来调整呼吸参数，以维持血气结果在正常范围内。

2.循环监测：一般监测心电图、无创血压，如果有条件可行多普勒心音监测，它对气栓诊断最敏锐。在无多普勒检测条件下，如果病人出现突发性血压极度下降、心律失常、心前区“水车”样杂音，尤其是术中存在大失血的情况，应考虑气栓的存在。一旦诊断为气栓，应立即解除气腹，改为头低左侧卧位.防止气体从右心进入肺动脉，并从中心静脉导管抽气。腹腔镜手术过程中一般不用有创监测，但是由于腹腔镜手术越来越多地应用于一般情况较差的病人，尤其是合并心肺疾患的病人.有时有创监测是必要的，如有创血压、CVP及有创心功能监测等。

3.体温监测：也相当重要，除可监测少见的恶性高热外还可监测是否体温过低。腹腔镜手术中，高速低温的气流是导致低体温的因素之一。

4.听诊器监测：是简单有效的方法，既可监测肺通气状况，还可了解心脏状态，并及早发现气栓。

与传统的开腹手术相比.腹腔镜手术术后并发症减少，恢复较快，但术中并发症增加，应引起重视，并加强术中监测和管理。

第十三章　各种检查和治疗的麻醉

为明确诊断，许多疾病需要进行特殊检查，从而增加病人痛苦，甚至有些检查在清醒状态下难以完成。因此，完善的麻醉不仅可使病人在舒适状态下接受检查，而且可保证病人绝对安静，以便获得准确的检查、治疗结果。诊断检查主要分为以下 2 类：①利用内镜进行诊断和治疗，如支气管镜、食管镜、膀胱镜、直肠镜、胸腔镜和腹腔镜等；②放射性检查，在 X 线下施行导管或造影检查，如 CT、磁共振成像（MRI）、心导管检查和造影、脑血管造影、脑室造影和气脑造影、支气管造影、逆行输尿管肾盂造影、肝肾动脉造影、介入治疗等。

【术前准备】

麻醉前充分了解病人疾病的病理生理改变、并存疾病和可能的并发症。对于仅需镇静的病人可以不予术前给药，若需全身麻醉则术前注射阿托品和镇静药（哌替啶、异丙嗪等）。支气管造影麻醉前要做好呼吸道准备；心导管检查和心血管造影麻醉前尽量纠正心、肺功能和水、电解质紊乱，控制感染，而且慎用阿托品，以免引起心动过速。麻醉前要准备好器材和药品。

【麻醉选择】

在成人，大多数诊断性检查均可在表面麻醉、局部浸润麻醉下完成，对于小儿和情绪紧张的成人，需要基础麻醉或全身麻醉。

【麻醉要点】

麻醉多在检查室里完成，工作环境特殊、造影剂不良反应和技术危险（如脏器穿孔、血管壁损伤和动脉瘤破裂等）对麻醉和病人均不利，并要求麻醉方法和药物不影响检查结果，麻醉要求高。介入性检查和诊断治疗要求病人适度镇静、制动，以完成操作。

【麻醉管理】

1. 气管支气管镜检查的麻醉：成人多用表面麻醉. 小儿辅助镇静药物。镜检中一旦出现青紫，立即停止检查，同时将支气管镜退到总支气管。充分给氧。表面麻醉药限量，防止逾量的毒性反应。麻醉中可能遇到下列并发症：心律失常、喉痉挛及喉水肿、呕吐、纵隔气肿等，应积极防治。

2. 支气管造影的麻醉：要确保呼吸道通畅；麻醉药物无呼吸道刺激、不增加呼吸道分泌物；注射造影剂时无明显咳嗽；摄片时，保持体位. 且能憋气；检查结束能将造影剂大部分排除。小儿造影应在全身麻醉下完成，多采用气管内双管麻醉法。造影结束，经胸部透视证实支气管内残留造影剂已大部分排除，且咳嗽、吞咽反射均恢复，方可拔管。常见的并发症为呼吸道阻塞窒息、心搏骤停，预防以保证呼吸道通畅、通气量良好，必要时辅助呼吸为主。如呛咳、脉率变慢，可加用表面麻醉。

3. 心导管检查和心血管造影的麻醉：心导管检查多在局部麻醉下完成，仅在必要时静脉给予地西泮。婴幼儿、学龄前儿童或紧张难以配合成人需要全身麻醉。麻醉要求平稳，防止缺氧和二氧化碳蓄积，并做好复苏的准备。

心血管造影特别是左心造影，需快速注入造影剂，可致病人不适。需要一定深度的麻醉。在注入造影剂之时做过渡通气，以储气囊持续加压，提高肺循环压力，减慢回心血量，从而延长造影剂在心脏的停留时间，使左心造影的图像更清晰。麻醉中要注意以下并发症：心律失常、低血压、心衰和急性肺水肿、心肌梗死、呼吸抑制、晕厥和急性脑缺氧等。

4. 食管镜、肠镜检查的麻醉：成人采用表面麻醉，估计镜检时间长的小儿，可以给予静脉麻醉。麻醉深度要适宜，避免 f1, JL 躁动挣扎。主要并发症为呼吸道梗阻、食管穿孔、黏膜擦伤等机械损伤。

肠镜检查对肠道牵拉刺激重，以老年病人为主，容易并发高血压、心律失常和（或）心肌缺血。静脉麻醉能够消除刺激，缓解痛苦，但对于老年人，要预防麻醉药物引起的呼吸和循环抑制作用。

5. 脑血管造影的麻醉：成人在局部麻醉下施行脑血管造影术。在注入造影剂的瞬间，病人感到头部轰然感. 有时有严重的眼球后疼痛和精神紧张，此时应防止病人头动而致摄片效果不佳。儿童选用基础麻醉或全身麻醉。氯胺酮禁用于颅内压增高病人。对于危重、呼吸衰竭病人，不论成人或小儿，均应在气管内麻醉下施行脑血管造影术。常见的并发症是：颈动脉血肿、失血、造影剂的刺激、血管扩张引起的低血压、脑水肿、心搏骤停等，要备齐抢救器材。

6. 脑室造影和气脑造影的麻醉：对选用气脑造影术的病人，术前必须确诊其无明显颅内压增高。麻醉要求平稳. 避免颅内压增高的因素。成人选用局部麻醉。在注气瞬间可因颅内压增高而出现头痛。小儿采用静脉麻醉。最好不用氧化亚氮麻醉。并发症主要有低血压和颅内压增高。

7. CT 和 MRI 检查的麻醉：CT 检查麻醉以静脉麻醉为主，麻醉应满足病人不动、不抑制呼吸和循环及不增高颅内压的要求。选用丙泊酚等作用时间短的静脉麻醉药物。对需要口服增强剂者，应视为“饱胃”，严防误吸，气管内插管麻醉更为安全。主要的并发症有呼吸抑制、误吸、循环抑制、颅内压增高等。MRI 检查时间长 30～45 分钟，对小儿、紧张成人，则需要深度镇静或全身麻醉。通常用的麻醉机、呼吸器、监护仪等因含有铁或铁磁物质，不能放置在工作现场。小儿首次给药剂量要足，以免检查中出现扭动，影响检查。

8. 腹腔镜检查的麻醉：腹腔镜检查时要充分投入气体，特殊体位以及操作疼痛刺激，会使病人血压下降、心率减慢、四肢厥冷、术后恶心呕吐。静脉麻醉药物（丙泊酚）或静脉麻醉药物加用镇痛药（芬太尼或氯胺酮）可以保证麻醉安全，但要防止分泌物误吸危险，尤其是体位变化后，口腔分泌物会增加。

第十四章　糖尿病病人麻醉

糖尿病（diabetes mellitus，DM）是因胰岛素绝对或相对缺乏而引起的以高血糖为特征并由此引起机体代谢紊乱、微小血管和神经末梢等病变的慢性疾病，其病因尚未完全明了。由于糖尿病常并发多系统和脏器病变，糖尿病病人需接受外科治疗、心血管手术和移植手术的概率远高于非糖尿病病人。因此，糖尿病病人作为一类特殊手术病人群体，应予以重视。

【病情特点】

1.糖尿病的分型：

(1)1 型糖尿病：是由于胰岛中 B 细胞损害或由于自身免疫因素引起的胰岛素绝对缺乏。

(2)2 型糖尿病：胰岛中 B 细胞组织学正常，但胰岛素分泌减少。

（3）妊娠糖尿病：与营养状况有关。

（4）继发性糖尿病：继发于内分泌肿瘤、胰腺疾病或由药物诱发。

2.临床表现：糖尿病的典型症状为“三多一少”，即多尿、多饮、多食及消瘦。在 1 型糖尿病上述症状较显著，如未得到及时诊断和处理，则会发生酮症酸中毒，部分病人以酮症酸中毒为首发症状。2 型糖尿病起病缓慢、隐匿，有的病人只具有上述 1～2 种症状，有的无任何糖尿病症状。

3.与糖尿病相关的终末器官疾病：

（1）心、脑血管疾病：糖尿病病人冠心病、心室舒张功能失调、高血压增多，其围术期心肌缺血的危险性增高，如伴有自主神经病变，可形成“无症状性心肌缺血”，心肌梗死的发生率与死亡率增高。脑梗死也多见。

(2)糖尿病性肾病：有资料表明 1 型糖尿病病人终末期肾病发生率为 30%，2 型糖尿病为 4%～20%。

（3）周围神经病变：以四肢感觉神经受累最多，肢端麻木、针刺样痛、烧灼样或闪电样痛、感觉减退或过敏。术前应了解这些已存在的病变，术中应防止神经病变处受压并细心保护，以免加重损伤。

（4）自主神经病变：胃肠神经受损后，表现为胃软瘫，术中、术后易致反流、误吸；心交感神经受损后，可出现无症状性心肌缺血和传导阻滞。在体位改变或容量丢失时，心血管代偿能力将减弱，易致血流动力学不稳定。

（5）关节强直综合征：在1型糖尿病病人中可见，尤其是颞下颌关节、寰枕关节和颈椎关节强直，导致气管内插管和呼吸道管理困难。

【术前准备】

1. 应对病人的病情和分型做出全面的评估，了解糖尿病的治疗情况，并发症的控制程度。术前力争达到：①空腹血糖在6.8～10.0 mmol / L餐后血糖<11.0 mmol / L；②无酮血症，尿酮体阴性；③尿糖测定为阴性或弱阳性。

2. 术前控制血糖的措施：

（1）择期手术：对未接受胰岛素治疗的2型糖尿病病人，如果术前血糖控制良好，拟施行微创或小手术，可于手术日晨停服降血糖药物和停食早餐即可。如果为大、中手术，血糖控制欠佳者，可于术前2～3天停用口服降血糖药，改用胰岛素（RI）稳定血糖。即使接受长效胰岛素治疗者，术前1～2天也应改用RI，以便术中调整RI剂量稳定血糖水平。RI的剂量从4～6 U开始，3～4次 / d，餐前30分钟皮下注射。根据血糖、尿糖情况调整R1用量。原则上要维持尿糖（±），尿糖每增加（+）给RI 2～4 U。糖尿病病人择期手术前准备期间，应特别重视对其并发症如高血压、冠心病等的治疗及对感染的控制等，以增加对手术、麻醉等刺激的耐受力。同时注意心、肝、肾等重要器官功能及各项化验检查结果。

（2）急诊手术：糖尿病病人行急诊手术时，首先查血糖、尿糖、尿酮并做

血清 K^+、Na^+、Cl^-、HCO_3^-、pH 值等测定。如果病人血糖高且伴有酮症时，说明糖尿病情未控制，应先纠正酮症酸中毒，可先用 RI 10~20 U 静注，再以生理盐水 500 ml+RI 20 U，根据血糖浓度以 0.5～5 U／h 的速度静滴或泵注，使血糖浓度控制在<14 mmol／L 之下；酮体消失，水、电解质紊乱有所纠正之后，再行手术。对手术刻不容缓者，在手术的同时，积极纠正酮症酸中毒。

3. 麻醉前用药：给适量的镇静药可减轻应激反应，减少病人的紧张情绪。对老年及久病者，宜用小剂量，以免发生低血糖昏迷时不易鉴别。吗啡可增高血糖，应避免使用。

【麻醉选择】

1. 原则：结合手术的性质、大小、病人的具体情况，尽可能选择对糖代谢影响最小的麻醉方法和麻醉药。

2. 局部麻醉、神经阻滞和椎管内阻滞：对糖代谢影响较小，而且可减少深静脉血栓的发生和恶化，在可能的情况下应首选。值得注意的是，术前已存在血管硬化及压力反射系统损害的病人，由于缺乏有效的压力反射调节功能，在接受腰麻和硬膜外阻滞时可能出现比正常人更明显的血压下降。由于糖尿病病人对感染抵抗力差，应严格无菌操作。局麻药中尽量不加或少加肾上腺素，必要时可用麻黄碱代替。另外，还应注意病人施行麻醉前是否已存在周围神经病变，以便与某些麻醉并发症相鉴别。下肢、下腹部手术采用椎管内阻滞较为适合，但由于糖尿病病人自主神经受损，易致低血压，平面过广时易致循环虚脱。

3. 全身麻醉：全身麻醉虽对机体代谢有一定影响，但如能熟悉全麻药的药理作用，选择对血糖影响最小的药物，麻醉深度适宜，麻醉期间加强对呼吸、循环及水、电解质、酸碱平衡的管理，仍为糖尿病病人麻醉的良好选择。近年来国内外研究均表明，全身麻醉与硬膜外阻滞联合应用于上腹部大、中手术时，有利于改善术中糖耐量，缓解血糖增高。

【麻醉管理】

1.加强监测：因糖尿病病人常伴有高血压、冠心病，所以应重视监测血压、心电图和全身氧合情况变化。术前糖尿病的严重程度和控制情况常与麻醉中的状态不符，病情较轻、血糖已控制的病人麻醉期间也可产生高血糖、酮症酸中毒。所以定时测血糖、尿糖、酮体、血气分析及电解质等十分必要。血糖、尿糖的监测应作为糖尿病病人术中常规监测项目，一般每1～2小时监测1次血糖水平，根据血糖水平，决定胰岛素用量，以实现胰岛素用量的个体化，从而将血糖控制在8.3～11.0 mmol／L以内、尿酮体阴性、尿糖维持在（±）的程度为宜。

2.麻醉期间血糖的控制：控制葡萄糖的摄入，对短小手术和术前血糖控制较好的病人，术中可以不输含糖液体。对成人而言为满足安静状态下热量需要，供糖5～10 g／h（5%葡萄糖注射液100~200 ml）即可。对大、中手术或血糖控制不理想病人，或术前已用RI治疗的病人，术中给予RI治疗。尿量≥40 ml／h时，在10%葡萄糖注射液500 ml中加入氯化钾1 g。如血钾<3.5 mmol／L时，可加入氯化钾1.5 g。近年来多主张将RI 50 U加入生理盐水500 ml中静滴或RI 20～50 U与生理盐水50 ml混合后泵注，开始速率为0.5～1 U／h，以后根据血糖水平，调整RI注入速度。

3.输液：除非是与胰岛素一同输入或治疗低血糖时，糖尿病病人术中一般不输含糖液体，以避免出现严重高血糖。可选用生理盐水或林格液，因乳酸林格液用于糖尿病病人可引起比正常人明显的血糖升高，一般不主张应用。对肾病、肾功能降低的病人，应限制输液。血糖较低时，术中应积极输入葡萄糖注射液，以含电解质的葡萄糖为好，同时给胰岛素。对中等程度以上的糖尿病，或轻症病人手术时间长时，应将补充细胞外液用输液通道与补充输糖的通道分开，保持有2条静脉通道。

4.麻醉苏醒延迟的鉴别诊断：在分析糖尿病病人全身麻醉苏醒延迟的原因

时，除应特别注意有无酮症酸中毒、高渗性非酮症昏迷、低血糖昏迷等外，尚须注意有无脑血管病变如脑出血、脑栓塞等因素存在，应根据不同病因给予相应处理。

5. 加强呼吸、循环管理：麻醉与手术期间应尽量避免如严重缺氧、二氧化碳蓄积、低血压等可使儿茶酚胺释放增加，导致血糖升高的不利因素。加强呼吸管理，维持适宜的麻醉深度，保持血流动力学稳定对糖尿病病人尤为重要。值得指出的是，糖尿病病人心血管调节功能较差，术中易发生直立性低血压，搬动体位应格外小心。

【并发症及处理】

1. 低血糖症（hypoglycemia）：是指血糖水平<2.8 mmol／L，同时伴有临床症状。原因有术前降糖药或胰岛素用量过大、围术期胰岛素用量过大或与葡萄糖输入比例不当等。局部麻醉或椎管内阻滞病人清醒时诉心慌、饥饿感或眩晕、出冷汗可认为有低血糖；全身麻醉期间病人出现不明原因的低血压、心动过速、出汗、脉压增大或全身麻醉停药后长时间不苏醒，也应考虑低血糖的可能。如怀疑低血糖症时应及时测定血糖。

处理：有效方法是快速补糖，轻者只加快葡萄糖注射液输注速度即可；如果血糖低于2.5 mmol／L，应静注50％葡萄糖注射液40～100 ml，然后继续输入5％～10％葡萄糖注射液300～400 ml／h直到血糖维持稳定。其他治疗包括对重症病人应用胰高血糖素、糖皮质激素及对脑水肿病人使用甘露醇。

2. 酮症酸中毒症（diabetic ketoacidosis，DKA）：围术期1型糖尿病病人易发生酮症酸中毒，以高血糖、高渗、脱水及酮体过多引起的代谢性酸中毒为特征。原因和诱因较多，主要有：①糖摄入过少，如饥饿、禁食、呕吐、手术麻醉中输糖太少等；②利用减少，如胰岛素缺乏；③糖代谢增加造成的糖相对缺乏，如剧烈运动、甲亢等；④应激状态，如急性感染、手术麻醉、精神紧张等。

临床表现为全身乏力、高热、脱水、精神症状、Kussmaul 征，呼出气体中有“烂苹果味”；消化道症状为恶心、呕吐、腹痛。鉴于发生 DKA 的病人中约 20％在以往未被诊断为糖尿病，故遇有高血糖和代谢性酸中毒病人都应考虑到 DKA 发生的可能性。

3. 高渗性非酮症性糖尿病昏迷（hyperosmolar nonketotic diabetic coma HNDC）：围术期糖尿病病人，尤其是老年病人发生 HNDC 的危险性增高，其诱因包括感染、静脉过度营养、利尿药、出汗及补液不足等。HNDC 可导致严重脱水、高掺和高血糖，通常脱水 7～10 L，渗透压>325 mOsm／L，血糖>33.3 mmol／L，血钠>145 mmol／L。严重的 HNDC（血清渗透压>340～350 mOsm／L）可导致意识障碍及昏迷，乳酸性酸中毒可继发于严重脱水及组织灌注不足。

HNDC 的处理措施与 DKA 相似，但以液体治疗为其主要手段，补液扩容.降低高渗状态。血压低的应以生理盐水开始，直到低血压纠正，尿量增多，继之用 0.45％盐水来补充水分的丢失；血压正常者，用 0.45％盐水；血钠过高时.亦可用 5％葡萄糖注射液加小剂量胰岛素。有关 HNDC 处理过程中使用胰岛素存在分歧，由于 HCNDC 病人对胰岛素非常敏感，故多建议使用剂量为治疗 DKA 的一半。

治疗 HNDC 中，脑水肿的发生率略高于 DKA，故建议平缓地降低高血糖和高渗状态，第 1 个 24 小时血糖不应<14 mmol／L，渗透压不宜低于 330 mOsm／L。

【注意事项】

1. 择期手术前，必须纠正酮症酸中毒或高渗性昏迷。

2. 术日晨应将此类病人安排在第 1 台手术。

3. 患有外周神经病变的病人易发生体位性损伤，区域阻滞前须查明神经病变。

4. 糖尿病病人胃排空延迟，应预防误吸。病人不能很好代偿区域阻滞后交感神经阻滞。

第十五章　麻醉恢复室护理

麻醉恢复室是手术结束后继续观察病情，预防麻醉后近期并发症，保障病人安全，提高医疗质量的重要场所。此外，可缩短病人在手术室停留时间，提高手术台利用率。床位数与手术台比例约为1：1．5—2。麻醉恢复室是临床麻醉工作的一部分，在麻醉医师主持指导下由麻醉护士进行管理，使医护人力资源得以充分利用。

1．凡麻醉结束后尚未清醒（含嗜睡），或虽已基本清醒，但肌张力恢复不满意的病人均应进入麻醉恢复室。

2．麻醉恢复室收治的病人应与ICU收治的病人各有侧重并相互衔接。

3．麻醉恢复室应配备专业护士，协助麻醉医师负责病情监测与诊治，护士与床位的比例为1：2—3，麻醉医师与床位的比例为1：3-4。

4．待病人清醒，生命及（或）重要器官功能稳定即可由麻醉恢复室送回病房，但麻醉后访视仍应由原麻醉者负责。

5．凡遇到病人苏醒意外延长，或呼吸循环等功能不稳定者，应及时送入ICU，以免延误病情。

第一节　麻醉恢复室的设施

一、建筑设计

恢复室的位置应紧靠手术室，便于抢救。恢复室床位的比例应为1：1．5-2（床位数与手术台），对创口感染的病人应另设隔离病室，按每3张床为一护理单位的要求，一个病室放置3—6张床为宜。恢复室要求光线充足，有空气调节，由中心站供氧，压缩空气管负压吸引，在每个床旁装置管道开口。床旁有多个电源插座，门要高大宽敞，以便床位与随行的监测仪器和治疗设备出入。

恢复室病床应特别设计，要求安装车轮，可随意推行，减少搬动病人。床旁有能升降的扶栏，避免病人摔伤。

二、监测设备及其他设施

每一床位病人应备一台多功能监测仪，包括心电监测、无创血压、脉搏式血氧饱和度，呼气末 CO_2 浓度监测、肌松监测等设备以及输液架、负压吸引器、氧气设施、空气设施等。

三、治疗用具

床旁应备有灭菌的吸痰管、导尿管、吸氧导管或吸氧面罩。口咽及鼻咽通气道。室内应备有急救车、灭菌手套、注射器、气管导管及喉镜、气管切开器械、呼吸通气机、各种消毒用具，包括持物钳、纱布、棉棒、消毒液等，还需准备心脏除颤器、起搏器等心脏复苏装置。

四、药品

恢复室应用的急救药品，应分门别类地放置于急救车内，药品应有明显的标记，禁止混放。常备药品有；

1．升压药　　麻黄素、多巴胺、肾上腺素、去甲肾上腺素、去氧肾上腺素等。

2．降压药　　硝酸甘油注射液、压宁定、硝普钠。

3．强心苷　　地高辛。

4．抗心律失常药　　利多卡因、普萘洛尔、新氧化钾、维拉帕米。

5．抗胆碱药　　阿托品。

6．抗胆碱酯酶药　　新司地明。

7．镇静药　　异丙酚、咪达唑仑。

8．肌松药　　琥珀胆碱、阿曲库铵、维库溴胺。

9．　镇痛药　　高乌甲素、可赛凤、芬太尼

10. 其 他　　50%葡萄糖、5%碳酸氢钠、各种液体、林格氏液、10%葡萄糖、0.9%氯化钠等。

第二节　　麻醉恢复室的消毒隔离

一、环境房间

当病人离室后环境、房间以病人床位为单位，严格消毒，用 1：50 的 84 消毒液擦拭，用 1：2 印的 84 消毒液喷洒地面。每天用紫外线照射消毒 2 小时，每周用甲醛熏蒸一次。

二、用物

1. 病人均使用一次性气管导管、吸痰管、吸氧管、空针等用 1：50 的 84 消毒液浸泡 30 分钟后，统一焚毁。

2. 湿化瓶、呼吸回路、氧气面罩　尽量使用一次性，如反复使用，要用 1：200 的 84 消毒液浸泡 30 分钟，然后用清水冲洗干净、晾干，方可使用。

第三节　　麻醉恢复室的常规工作

一、入室治疗

待恢复的麻醉病人，由经治的手术医师和麻醉医师护送到麻醉恢复室，并向经管护士介绍病人基本情况，护士做好入室记录，并观察以下内容：

1. 吸氧　　面罩或鼻咽管。

2. 每 15 分钟测量并记录生命体征。

3. 气管导管护理　发现分泌物及时吸痰，经“T”型管吸氧，达到允许拔管的标准时可以拔除气管导管，保持输液通畅，随时观察心电监测、血氧饱和度情况。如有异常，及时报告麻醉医师，并及时处理。

4. 气管导管拔除后，让病人进行深呼吸和咳嗽，观察呼吸率是否正常，病情稳定 30 分钟后，呼吸功能达到以下标准时，可以拔除气管导管。①呼吸规律：10—35 次/分；②潮气量>5ml/kg；③肌张力恢复，呼唤有反应，意识恢复。

二、恢复室的监测和治疗

病人在苏醒期可能发生一系列生理功能的扰乱，在恢复时应加强下列几个方面的监测和治疗。

1、呼吸系统的监测和治疗在苏醒期，随着麻醉药和肌松药作用的逐渐消除，自主呼吸的呼吸频率、潮气量逐渐增加和恢复。呼吸系统主要监测呼吸频率、潮气量、每分通气量、血氧饱和度、血气分析和呼吸的通畅程度、病人皮肤黏膜颜色等。在术后早期，呼吸系统可能发生下列并发症：

（1）呼吸道梗阻 上呼吸道梗阻，麻醉苏醒期特别是在拔除气管导管后。最常见的上呼吸道梗阻有：

①舌后坠除呼吸道梗阻表观外，还有典型的症状“打鼾”，可托起下颌或“放置咽通气道”。

②上呼吸道分泌物聚积可听到病人喉头痰鸣音增多，处理以抽吸分泌物为主。

③咽或喉梗阻少见，可以继发于头、颈部外科手术之后。术后由于病人头部不能处于合适的位置，而不能保持呼吸道通畅。处理可行面罩加压氧吸入，必要时行气管插管或气管切开。

④喉头水肿　其所致上呼吸道梗阻主要见于小儿病人，特别是低龄小儿行咽喉手术时较易发生。对此类病人采取预防措施，术前适当应用糖皮质激素，并适当延长气管拔出时间，对发生喉头水肿的病人应迅速诊断治疗。常用的方法是雾化吸入肾上腺素，同时静脉内注射地塞米松 0.15mg / kg 或较大剂量也有一定的疗效。严重时则需气管切开。

下呼吸道梗阻，常见原因是呼吸道分泌物呕吐物，血液和脓液等阻塞气道所致，病人有呼吸道梗阻的表现。做气管导管内抽吸时往往可吸出大量分泌物、脓、血等，这也是解除梗阻最有效和最紧急的处理措施。必要时，需利用光学纤维支气管镜进行抽吸、清除。

支气管痉挛也引起下呼吸道梗阻。常因炎症、分泌物等刺激引起，听诊绝大多数可闻及哮鸣音。处理：去除诱因，解除痉挛。

（2）通气不足　　在麻醉恢复期发生通气不足，表现多为呼吸频率慢、潮气量低，或呼吸浅快、血氧饱和度低于正常、PaCO，>45mmHg、最大吸气负压<20mmHg。其常见原因为麻醉药和肌松药的残余作用，胸部活动受限、疼痛，呼吸道的部分阻塞，或病人原有阻塞性肺疾病。治疗主要是查明造成通气不足的病因，予以对症处理，并积极予以呼吸支持。支持方式为辅助呼吸和控制呼吸。对麻醉药和肌松药残余作用所致者，可适当使用相应的拮抗药。

（3）低氧血症　　由于手术和麻醉的影响，术后早期病人可能存在有轻重程度不一的低氧血症。临床表现可有皮肤黏膜发绀、sp%下降。诊断主要依据血气分析、Pa02<60nnnHg、SpO_2下降。其机制可归纳为通气和换气功能不全，通气／血流比值（VA／Q）失调。其原因是多方面的，如麻醉药削减了低氧性肺血管收缩反射、气胸或由于分泌物血液、脓液导致术后肺不张等，均可造成肺右向左分流，影响通气／灌流比值；呕吐误吸除可因量大而立即导致窒息死亡外，还能因呼吸误吸胃内容物，而致急性低氧血症。其原因主要是：①反射性气道关闭；②肺泡表面活性物质缺乏和失活；③肺储备减少。

呕吐误吸这一危险的并发症，不仅可发生在麻醉诱导期和麻醉过程中，麻醉后亦不少见。处理不当可致病人死亡，应引起高度注意。

处理：除去除原因外，氧疗是纠正低氧血症的一种有效措施，一般病人吸入氧浓度在34%—28%即可使动脉氧分压达到满意的水平。给氧的方法有鼻导管、面罩、经通气管吸氧等。如在一般的治疗措施下，病人低氧血症得不到改善，特别当伴有 PaO_2 升高时，应行呼吸支持以提高 PaO_2。如系误吸所致，则

2、应按吸入性肺炎处理。环系统的监测和处理　　在恢复室，应常规监测病人的血压和 ECG，必要时应测有创血压、中心静脉压和心功能。手术后早期常见循环系统的并发症有：

（1）低血压　　术后早期低血压的原因主要是低血容量和低心排出量。造成低血容量的原因很多，如术中失血失液没有及时足够的补充，或术后仍有活动性出血、麻醉药的作用使外周血管扩张等。影响心排出量的因素有：心脏本身的情况，麻醉药物及其他药物对心肌的抑制，苏醒过程中心律失常、心功能不全：急性心肌缺血缺氧等，这些均可导致心排出量下降。对于原有心脏病病人，因心肌顺应性多减退，低血压更易发生。

低血压的诊断根据血压监测，如同时监测中心静脉压、心功能者更有利于诊断。对低血压针对原因进行处理，低血容量者以积极输血输液为主。心功能不全所致者，适当予以心脏支持。常用药物有小剂量多巴胺或多巴酚丁胺等。对严重低血压者可适当使用血管活性药物，如间羟胺等。

（2）高血压　　病人在苏醒期，常出现高血压，其原因有：随着麻醉作用的消失而致伤口疼痛，病人不能耐受气管导管，术中术后输液过多、低氧、二氧化碳蓄积，术前病人有高血压病史等。对过高的血压如不及时处理，可致心脏血管意外。

（3）心律失常　苏醒过程中最常见的心律失常是快速型心律失常，原因有疼痛、苏醒期躁动、低血容量、低氧血症等。心动过缓常见于体温下降、低氧血症、药物的作用等。室性心律失常则主要因低氧血症、心肌缺血、电解质异常、呼吸性酸中毒或心脏本身的原发疾病所致。

对影响循环功能的心律失常应及时治疗，首先应尽可能去除原因。低氧应

积极氧疗、窦性心动过速者可选用β—受体阻滞剂，心动过缓的可使用阿托品，室性心律失常者常使用利多卡因治疗。此外，室颤应立即除颤，进行复苏处理。

3、体温监测　　手术中，病人自身的体温调控能力受到抑制，易受环境温度的影响；术中大量输血、输液、病人术前体温状况，有否感染等因素都可以使病人体温上升或下降。监测病人恢复期体温有利于指导治疗和病情判断。低体温可使全身麻醉病人苏醒延迟，宜适当复温保暖，防止体温升高过程中出现寒战或烫伤。

4、神志观察　　在病人苏醒期，神志观察是一项重要内容，

目前尚无监测设备。主要观察病人的瞳孔及各种反射的恢复程度、对语言的反应、病人回答问题的准确程度、定向能力等。在苏醒过程中部分病人可出现躁动，大多处在半清醒或无意识状态。造成此现象的主要原因为药物作用，如氯胺酮、阿托品、地西泮、东莨菪碱、纳洛酮拮抗麻醉性镇痛药后剧烈疼痛等，低氧血症，未察觉到的误吸、气胸、尿潴留等。治疗主要是去除病因，或适当使用药物治疗躁动。全身麻醉病人术后超过 2 小时仍意识不恢复，则认为苏醒延迟，应立即查明原因，及时处理，以防意外。

5、气道的管理和护理　　保持呼吸道的通畅，是实施机械通气的重要环节。加强吸痰，加大氧浓度，Sm2 正常，气道压力下降，为拔管做好准备。

6、机械通气效果的监测和护理　　在机械通气过程中，护士应熟练掌握呼吸机的性能，选用正确的通气方式，并根据吸气的结果及时调整呼吸机的各项参数，以利于呼吸功能的恢复。随着呼吸功能的恢复，患者的意识转为清醒，循环功能平稳，可行间歇停机。当自主呼吸功能恢复，肌张力恢复良好，血压、脉搏平稳，可脱机拔除气管导管。

三、离室标准

手术病人从恢复室治疗后期转归有 3 种情况：①小部分病人生理功能较长

时间不稳定或出现严重并发症，应转入 ICU 继续监测治疗；②门诊中、小型手术病人情况已完全稳定，神志已清楚，无呕吐误吸危险，则由其家属陪伴返家，离室前由手术医师开具离室后医嘱和治疗用药处方，护士向家属详细交代回家后注意事项。③大部分病人回原病房，由原病房的医师继续完成术后治疗。

1、呼吸方面　　病人回病房或回家前咳嗽，吞咽反射应已恢复，病人自主呼吸能保持呼吸道通畅，能自行旋转头位，有清除呕吐物和吐出痰液的能力，呼吸平静而无困难，呼吸空气时氧饱和度 95%以上，皮肤黏膜色泽红润。如果病人病情严重不能自行保持气道通畅，或估计较长时间呼吸仍不能恢复达到满意程度，或出现呼吸系统并发症，仍需行呼吸支持或严密监测者应转 ICU。

2、循环系统　　血流动力学指标稳定者可转回原病室。门诊病人能起立、行走、无直立性低血压者可回家。病人循环不稳定，仍需血管活性药物维持者，应在不中断监测和治疗的条件下转入 ICU。

3、神志状态　　病人神志状态完全恢复，能直立行走，无眩晕，可在家属的陪伴下回家。病人已清醒，能确定方向，可回原病房。病人经过较长时间观察仍处于深或浅睡眠状态，或术中有过较长时间低血压或低氧过程，或体温低估计需较长时间才能苏醒者，或原有神经系统疾患和并发症者，应送 ICU 继续加强治疗。

病人在恢复室由于严重疼痛或躁动等用过麻醉药或镇静药者，应警惕再度发生呼吸、神志抑制的危险。因此，应在药物作用高峰过后观察一段时间才能回病房。如静脉注射哌替啶，药效高峰在 10 分钟内，应在用药后至少 20 分钟才能转出；若肌肉注射者，药效延至 30—40 分钟，转出时间也相应延至用药后 1 小时。静脉注射吗啡则其高峰效应时间为注后凹-30 分钟。

4、局部麻醉　　局部麻醉病人特别是椎管内麻醉的病人；待循环呼吸稳定后可转回原病房。门诊病人则运动功能和本体感觉恢复，循环、呼吸稳定才可回家。

第四节　麻醉准备室管理工作规范

随着麻醉学科的飞速发展，麻醉准备室的工作内容已有较大的变化，传统的管理方式有待于改进。

一、麻醉准备室的功能

现代麻醉学科的工作范畴包括临床麻醉、急救复苏、临床镇痛及医学科研等领域。针对这些领域的工作任务，麻醉准备室的管理工作应具备以下功能。

1、临床麻醉工作　这是麻醉准备室的主要工作，要保证临床麻醉工作有条不紊，保质保量进行。麻醉前根据不同麻醉方法、不同的病种、特殊病例的需要，备齐所有的麻醉用品、器材及药品保证在麻醉中可根据需要而随机取得。麻醉后应随即将必备的常规器械和药品，进行清点，补充和配齐，对大型器械用器做好清洁、维护工作。术后要逐日做好收费和麻醉记录单的核对、记账、领取药品及登记等工作。

2、急救复苏工作　手术室内以及急症室和临床各病房内，常有心跳呼吸骤停或危重病人抢救工作，麻醉医师有协助气管插管、指导心脑肺复苏等任务。此外，还有协助指导临床科室施行中心静脉穿刺置管及机械呼吸治疗等工作。因此，麻醉准备室必须时刻常规备妥成人、婴幼儿复苏急救箱，各种型号中心静脉穿刺包，气管插管或气管造口插管用器，加压面罩呼吸器、通气道、吸痰管等器材用品。对已用的器材、药品，要及时做好清点、补充、复原、收费和登记等工作。

3、临床镇痛工作　针对临床镇痛业务的开展情况，麻醉准备室要相应地做好各种器械、用具、药品的准备工作。目前主要开展术后镇痛及无痛分娩等工作（暂不包括疼痛科治疗急慢性疼痛或晚期癌肿镇痛工作），应备好各种型号的病人自控镇痛泵或持续输液泵、一次性使用器材以及各种常用的镇痛镇静药品等，并协助做好观察、随访和登记等工作。

4、医学科研工作　　目前麻醉科一般尚不具备独立的实验室或研究室，但麻醉科和其他科室的科研工作，也要求由麻醉准备室兼管配合。应根据不同课题的需要，备好各种检查单、记账单及各种试剂、标本等器材，与课题负责人一起做好各种试剂或物品的领取、标本采集、标记、送检、收集和资料管理等。

二、麻醉准备室的具体工作

为确保上述诸多任务能够有条不紊、紧张有序地完成，麻醉准备室管理人员应全力做好以下具体工作：

1、药品管理　麻醉准备室配备冰箱、保险柜及药品存放橱等设备，对常用的各种药品要固定一定的周转量、分类存放，每天进行清点核对，及时根据处方记账领取。对使用机会较少、周转较慢的药品，经常检查其有效期，防止变质或药效降低等。对哌替啶、吗啡、芬太尼等麻醉性镇痛药，每天发放时按规定认真做好登记，收取安瓿、清点处方与药房共同核对清楚领取。

2、麻醉器材用品的管理　　根据不同的要求，严格遵循无菌操作原则，将各种需要处理的用品，区分为一般、消毒和无菌三类，进行分别存放和保管，定期检查补充。对无菌类物品，根据“一人、一用、一消毒”的原则，在每次使用完毕后，严格按照消毒隔离规程进行清洗、消毒和存放。

3、麻醉资料的登记管理　完整准确的麻醉记录，是医疗文书管理中不可缺少的重要内容，也是宝贵的临床资料。因此，麻醉准备室管理人员应负责对当日手术病人的麻醉记录单进行核对、检查，并按科室或类别进行登记存放。记录单的登记目前大多数医院已采用电脑管理，但各家医院的管理习惯和要求有所不同，所用的程序也有很大差别，应开发麻醉科统一的电子病历管理软件，以利于麻醉文书的规范化管理。

三、麻醉准备室管理人员的配备与要求

根据工作内容，麻醉准备室应完成后勤供应、质量保证、资料登记等，任务繁琐艰巨。因此，麻醉准备室应配备 2-3 名护士，在科主任领导下，全面高效优质地完成任务。护士应具有以下素质：①高度的责任心，严谨的科学意识，积极的工作态度和忘我奉献精神；②较丰富的专业知识和扎实的基本功，熟悉各种麻醉方法常用药品和器材的特点、性能和要求，熟练的微机操作技能等；③能创造性地开展工作，变被动配合为主动管理，不断开拓、积累经验，努力提高麻醉学科工作质量和管理水平。

第五节　麻醉机的结构及使用前的检查

一、麻醉机的结构

麻醉机的基本结构分为基本部分和安全装置两部分。现代高级麻醉机还附设有监测装置部分。基本部分包括麻醉主机架、通气环路、呼吸器，压缩气筒（或中心供氧系统）、压力表、压力调节（减压）器、流量计、蒸发器、CO_2吸收器、导向活瓣、逸气活瓣、废气清除阀、贮气囊（呼吸囊）、呼吸管（螺纹管）、Y 形接管和面罩等部件。安全装置包括压缩气筒颜色标志、轴针指数安全系统、阻拦活瓣、低氧压自动切断装置及各种压力、容量、深度故障报警等。监测部分主要有吸入氧浓度分析仪、呼出潮气量计、气道压力测定计、分钟通气量测定计、呼气末 CO_2浓度分析仪及麻醉气体浓度分析仪等，用微电脑处理显示各项数据，并附报警装置系统。

二、麻醉机使用前的检查

麻醉前应对拟使用的麻醉机（包括呼吸器）进行全面检查。根据麻醉机类型的不同，对检查项目和内容可作相应变更，但总的检查程度不宜更改，尤其对一台新的复杂型麻醉机，在使用病人前，必须做一次全面检查和测试，对其特殊设置还需根据使用说明书进行仔细正确校核，以保证安全。

1、观察麻醉机整体是否完整无缺。

2、检验电器设备是否正常。

3、废气清除系统连接是否好。

4、按顺序调节好各部件，检查氧源。

5、机器设有气源及电源总开关，进行开合关测试。

6、检验 N_2O 或其他气源筒、测试流量计，调试 N_2O-O_2 比例保护报警装置。

7、检验中心供氧源，检查麻醉通气系统中按需所附设的任何辅助装置，校准气浓度测定仪。

8、检查人用鼻闻嗅呼吸管口，检查导向活瓣的功能状况。

9、检查麻醉机及所通环路系统是否漏气；检查逸气活瓣及废气清除系统，测试呼吸器。

10、检查吸引装置，调整其负压水平。核对各部件的控制钮位置，使其各处于规定的位置。

11、预设定氧气浓度，气压机通气容量等各种监测仪的高限与低限报警阈值。

麻醉机、监护仪及其他大型贵重仪器，要有专人保管、定期维修，定时测定其功能及参数值，以确保其正常使用。

三、麻醉器械用具的清洁与消毒

任何与病人接触过的麻醉机包括所有的麻醉器械用具均已有细菌污染，一般多为正常咽部杂菌和大量普通细菌，在一定的条件下有可能转为致病菌而引起交叉感染。为此，必须重视麻醉器械用具的清洁与消毒工作，对特殊感染病人用过的器械用具更需强调严密的隔离、消毒处理。

1、消毒和灭菌

（1）高压蒸汽灭菌法利用高压主蒸汽锅，在提高蒸汽压力的同时，其中的温度也随之升高。高热使细菌蛋白迅速凝固，湿度提高热对细菌的穿透力，故高压灭菌的效果最好，迅速可靠。如在 1.05kg / cm2。蒸汽压力下，温度可升至 121℃，维持 15—20 分钟，即可杀死所有的细菌和大部分芽孢；如果压力增至 1.40kg / cm2，可产生 126~C 高热，则灭菌的时间可缩短至 13 分钟。已消毒好的麻醉器械包应注明消毒日期，放置 1 周而未使用者应重新消毒。

（2）煮沸灭菌法　在海平线高度，利用 100~C 水煮沸 20 分钟，可杀死所有的细菌，但对芽孢菌无作用。

2、化学消毒　　不能耐受热消毒的器械用具物品，可用化学消毒法。化学消毒剂通过凝固或烷化细菌的蛋白质而起杀菌功效。化学消毒剂比热力消毒的效能差，其不足处在于：①有些消毒剂不能杀灭芽孢菌、病毒或结核菌；②被消毒的物品必须与消毒剂完全接触，否则灭菌不彻底；③杀菌效能受消毒剂的浓度、温度和酸碱度等因素而改变；④某些化学消毒剂对金属、橡胶或塑料类物品可引起化学反应而损坏；⑤有的化学消毒剂可引起神经或组织的刺激或损伤。对化学消毒法应根据不同的要求和条件选择性使用。常用的化学消毒剂有液体和气体两大类。

（1）液体消毒剂

①75％乙醇　　为强力杀菌剂，引起细菌蛋白质变性，但对芽孢无作用，对霉菌和病毒的灭菌作用差。适宜于一般病人用过的器械物品，如面罩、气管导管、通气道、咽喉镜片等做浸泡消毒，30 分钟即可，不宜过久，否则塑料制品容易变质、变硬脆，橡胶制品易膨胀失去弹性。乙醇必须保持恒定，故容器须加盖以防挥发，物品置入前须擦干，以防稀释；使用 1 周后应过滤，测试浓度，保持浓度不低于 75％。

②1：1000 新苯扎氯铵溶液　　可凝固细菌的蛋白、脂类，阻止细菌代谢

生长，渗透性强，作用迅速，几分钟即可杀灭普通细菌（包括化脓菌）。缺点是：①对结核菌、芽孢和病毒的灭菌效能差，至少需 8 小时；②与肥皂或盐类等接触，作用即减效或消失；③使橡胶类制品发黏变软。一般用于浸泡金属制品，如传递钳、喉镜片、插管钳、导管芯、接头等。

（2）气体消毒剂

①37％—40％甲醛溶液（福尔马林） 其蒸汽可熏杀所有的细菌，包括结核分枝杆菌、芽孢、霉菌和病毒等。用带有筛板的密闭箱，底层放 37％—40％甲醛溶液，筛板上放入消毒的物品，在相对湿度 60％-80％，温度 37~2 以下，熏蒸 2 小时，即可达到消毒目的。因甲醛穿透力较差，物品不宜打包消毒，消毒后物品上残留甲醛蒸汽，对组织有刺激性，需经 72 小时的通风以后才能使用。本法最适宜不耐高温、不宜浸泡消毒的橡胶类、塑料类及有机玻璃类制品的消毒。

②环氧乙烷，为无色液体，因沸点很低，仅 10．7~C，故在常温下即已蒸发成气体。比空气重，易扩散，穿透性极强，能穿透纸、橡皮、塑料薄膜。对细菌、病毒、真菌、霉菌和芽孢均有良好的杀菌作用，特别适宜于消毒不耐高温或无法拆卸的麻醉机、人工呼吸机和精密仪器等，现多采用此种方法消毒。工厂生产“一次性使用”的医疗器械都采用环氧乙烷进行灭菌消毒。由于环 氧乙烷易燃、有毒、与皮肤接触可引起灼伤；吸入后可出现中枢神经系抑制症状，如头痛、眩晕、反应迟钝、嗜睡等，还会引起恶心、呕吐、腹痛和腹泻等征象；对眼部亦引起刺激征状。因此须强调掌握正确的消毒方法，具体如下：先将拟消毒的物品装入消毒袋中封好开口、密闭，然后放入环氧乙烷容器内，每 1 升空间容积放液体环氧乙烷 0．4-0．7g，熏蒸 24 小时后将物品取出，搁置空气中通风 24—48 小时。麻醉机、人工呼吸机使用前，还需用压缩空气连续冲洗机器内部至少 4 小时，以使物体内部残留的环氧乙烷气体全部散尽后使用。

3、丁射线辐射消毒　　此法因需用专门设备和条件，成本高不易普及，适宜于“一次性器材”使用。

4．紫外线照射法　　对特殊化脓性或其他急性、烈性传染病人用过的一切器械、用具和物品。为防止致病菌的扩散或交叉感染，在彻底清洁和消毒之前，应先用紫外线照射20—30分钟作初步灭菌。

5．过滤　　在人工呼吸机或麻醉机的呼气端，气道内安置过滤孔为0．5um大小的过滤器，可防止病人呼吸道的细菌进入机器内部，或将过滤器安置在机器进气口，防止外界的细菌进入病人的呼吸道，有效率99．9％。现代新型麻醉机呼吸机均设计有此项设置，但滤器本身有被堵塞可能，需经常更换和消毒滤器本身。

四、清洁和消毒的步骤

1、一般病人使用过的全麻器械用具的消毒　所有与病人直接接触过的物品，如麻醉面罩、贮气囊、呼吸管、接头、通气道、喉镜片、气管或支气管导管，导管芯、插管钳、牙垫、吸痰管和吸痰杯等，使用后均先用肥皂水将其内外洗刷干净，并用清水反复冲洗、擦干。然后将塑料和橡胶类用75％乙醇浸泡半小时，用无菌传递钳取出，存放于清洁容器内，下次使用前应再重复消毒一次，金属、玻璃等用具可用高压蒸汽消毒。现多数使用一次性 物品。

2、特殊感染或传染病人使用过全麻器械用具的消毒　包括开放性肺结核、肺脓肿、绿脓杆菌感染、破伤风或传染性肝炎等。所有用过的物品须分初步处理和彻底处理两个步骤，彻底灭菌消毒。

（1）初步处理　　一切按隔离处理原则进行。将手术过程中已用过的器械物品集中置留在手术间内，待手术结束后先作如下初步处理：①紫外线照射手术间（包括全部器械物品）30分钟；②甲醛—高锰酸钾蒸汽（40％甲醛20ml内加高锰酸钾10g）熏手术间30分钟；③将污染最重而又允许浸泡的物件，如橡皮手套、吸痰管、气管导管、贮气囊、呼吸管、拖鞋等，用 1：50 的 84 消毒液浸泡 30 分钟。

（2)彻底处理　　经上述初步处理后的器械物品，再分类作彻底消毒处理，重复使用的器械物品能耐高温的用高压灭菌，能浸泡的用 1：50 的 84 消毒液浸泡 30 分钟后清水冲净，晾干备用。一次性物品集中在一起送焚烧炉处理。未与病人直接接触的物件，如麻醉机外壳、麻醉桌、记录牌等，用 84 消毒液擦洗后再用清水擦洗，晾干，用紫外线照射 30 分钟。

对特殊感染或传染病人施行全麻。如条件允许，最好采用一次性使用装备；麻醉机装置最好采用来回吸收或通气系统，以便于拆卸清洁和消毒。

3、神经阻滞和椎管内麻醉　　用具现全部采用一次性使用的麻醉穿刺包，更有效地防止感染与交叉感染。

第六节　　常用的麻醉方法及注意事项

一、局部麻醉

1、表面麻醉　　局麻药通过黏膜表面使神经末梢产生麻醉作用。常用于五官科手术。

2、局部浸润麻醉　　将局麻药注射在手术区组织内，以阻滞神经末梢。常用于浅表的小手术及神经阻滞麻醉中的补充。

3、区域阻滞麻醉　　在手术部周围及其基底部注入局麻药，阻滞神经纤维。适宜于囊肿切除、活检，特别是乳腺良性肿瘤的切除。

4、神经阻滞麻醉　　在神经周围注入局麻药，阻滞神经传导，使其所支配的区域无痛感。常用神经阻滞麻醉有肋间、眶下、指（趾）神经干阻滞；颈丛、臂丛等神经阻滞麻醉适宜于甲状腺、上肢或手部手术。

二、局麻药中毒的临床表现及处理

1、临床表现

（1）轻度中毒出现兴奋、激动多语、头痛、头晕、舌唇麻木、恶心、呕吐、颜面潮红、肌肉抽动、呼吸加快、血压下降。

（2）严重时出现惊厥或由兴奋转为抑制状态，表现有精神淡漠、呼吸减慢、血压下降，全身肌肉抽动直至意识丧失，休克、呼吸困难、面色苍白、出冷汗等。

2．处理

（1）惊厥时注意保护，避免发生意外损伤。

（2）吸氧。

（3）轻度中毒可用安定 0．1kg，肌肉注或静注。

（4）发生惊厥或抽搐时，静脉注射硫硫喷妥钠 1—2mg/kg，也可静脉注射琥珀胆碱 1mmg/kg，但要行气管插管控制呼吸。

（5）出现低血压时，可用麻黄碱或间羟胺等升压药。心率慢时，则可给予阿托品静注。

（6）如发现心搏骤停，应立即行心肺复苏。

三、椎管内麻醉

1、腰麻和硬膜外麻醉　　椎管内有 2 个可用于麻醉的腔隙：网膜下腔和硬膜外腔。将局麻药注入蛛网膜下间隙者称“蛛网膜下腔阻滞”，简称“腰麻”或“脊麻”，局麻药注入硬膜外间隙者，称“硬膜外阻滞”，也称“硬膜外麻醉”。腰麻适宜于手术部位较低、时间较短的手术。硬膜外麻醉则分为：①高位硬膜外阻滞麻醉（颈或上胸段），适宜于颈部、上肢和胸壁手术，穿刺点在颈与胸 6 之间。②低位硬膜外阻滞麻醉（中或下胸段），适宜于腹部手术，穿刺点在胸 7 与胸 12 之间。③低位硬膜外阻滞麻醉（腰段），常用于下肢和盆腔手术，穿刺点在腰椎各间隙。

2、并发症及注意事项

（1）腰麻中并发症　血压下降，呼吸困难抑制，恶心、呕吐；术后并发症：头疼，尿潴留，颅神经麻痹，马尾综合征，粘连性蛛网膜炎。

（2）硬膜外的麻醉术中并发症　全脊髓麻醉，局麻药的毒性反应，血压下降，呼吸抑制，恶心、呕吐。

（3）术后并发症　神经损伤，硬膜外血肿，硬膜外脓肿，脊髓前动脉综合征。

如出现以上情况，应对症治疗，及时处理，稳定血压，补充血容量供氧。出现呼吸抑制，必要时行气管插管。恶心、呕吐时，头侧向一侧，以防止误吸。术前要禁食，术后要平卧6小时。严格执行无菌操作原则，尽量避免并发症。

3、实施硬膜外腰麻麻醉

（1）严格无菌操作，凡穿刺点皮肤感染者，不应行硬膜外穿刺或腰麻。

（2）实施麻醉前应建立静脉通道，保证给药途径。

（3）凡有凝血机制障碍（术前检查出，凝血时间和血常规），严重感染、脊柱结核或严重畸形、中枢神经系统疾病、休克等，均应列为禁忌症。

（4）麻醉前，病人应禁食、禁水，排尿，注射术前药。

（5）摆好病人体位，穿刺成功后；密切观察病人有无麻醉并发症发生。常规备好麻醉剂、氧气、气管插管及抢救用物等。

（6）用药前严格执行“三查七对”制度。

四、全身麻醉

全身麻醉是麻醉药经呼吸道吸入或静脉、肌肉注射、产生中枢神经系统抑制，呈现神志消失，周身不感疼痛，也可有反射抑制和肌肉松弛等表现，这种方法称“全身麻醉”。常用全麻方法有吸入麻醉、静脉麻醉和复合麻醉。

1、吸入麻醉　　是将麻醉气体或麻醉蒸汽吸入肺内，经肺泡进入血液循环，到达中枢神经系统而产生的全身麻醉。

2. 静脉全麻　　有静脉基础麻醉、静脉诱导麻醉和静脉维持麻醉。

（1）静脉全麻的原则

①根据手术时间，长短，选择不同作用时间的静脉全麻。

②静脉注射速度对起效时间与作用强度有显著影响。

③静脉全麻药多用于麻醉诱导。

④多数静脉全麻药缺乏镇痛效果。

⑤有许多静脉全麻药苏醒很快。

⑥恰当掌握药量。

⑦药物起效时间与循环时间有密切关系。

⑧麻醉过程中应保持静脉输液通畅。

（2）氯胺酮麻醉适应症

①各种短小手术，体表手术和诊断性检查，如切开引流、骨折复位、外伤缝合、人工流产、心血管造影、烧伤清创、更换敷料、切痂植皮等。

②配用琥珀胆碱，可施行麻醉诱导气管内插管，适宜于休克和低血压病人。

③硬膜外阻滞和神经阻滞镇痛不全时，可静脉注射氯胺酮作辅助麻醉。

④小而不为麻醉前，可采用肌肉注射氯胺酮，作基础麻醉、镇痛效果好。

⑤用于老年或危重病人、呼吸、循环系统较稳定，术后精神症状较轻，用于支气管哮喘病人。氯胺酮有扩张支气管和治疗哮喘发作的功效。

（3）氯胺酮麻醉注意事项　麻醉中的呼吸抑制并不少见，多因注速较快所致。麻醉期应加强呼吸管理，注意维持呼吸道通畅。肌肉的不自主动作较常见，一般不需要治疗，偶可出现抽搐或惊厥，静脉注射硫硫喷妥钠能迅速控制。麻醉中有时出现睁眼或肌肉紧张，这不是麻醉前的现象，无需追加药量。

3、复合全身麻醉的原则　　多种麻醉药物复合应用达到全身麻醉的效果称为“复合全身麻醉”，复合麻醉亦称“平衡麻醉”，有静脉普鲁卡因复合麻醉、全静脉麻醉。

（1）原则

①复合麻醉系多种静脉药物合用。

②药物的选配应能满足手术基本需要。

③静脉维持用药应选用半衰期短、体内代谢快，不应因体内再分布而致早期苏醒的药物。

④静脉全麻期间保持呼吸道通畅。

⑤严格掌握麻醉深度，防止过深或过浅。

⑥麻醉中需开放2条静脉通道。

⑦复合全身麻醉，多用于胸部、脑部、头颈、腹部及脊柱、四肢等各种手术。这是一种使用方便，血流动力学稳定，对肝脏、肾脏功能无明显影响，苏醒平顺等优点的麻醉方法。

全身麻醉需气管插管。气管插管方法有两种：经口明视插管术和鼻腔盲探插管术。

（2）气管插管的并发症

①牙齿脱落，多见于插管动作粗暴或插管困难。

②剧烈咳嗽或喉、支气管痉挛。

③插管误入支气管，引起一侧肺不张、缺氧。

④肺部并发症。

（3）气管插管的注意事项

①插管动作要轻柔，不要强力，以免损伤咽喉组织而致血肿出血、水肿。

②正确使用喉镜，防止病人门牙脱落，或老年病人残牙根脱落坠入气道。

③测听双肺呼吸音，确保导管在气管内，防止滑入食管或插入过深引起缺氧。

④及时吸出分泌物，防止气道阻塞。

第十六章　泌尿外科手术配合

第一节　嗜铬细胞瘤切除术

【适应症】

肾上腺或肾上腺外较大的嗜铬细胞瘤，周围有较厚的包囊包裹，包囊与周围组织紧密粘连，且表面有较多曲张血管，难与周围组织剥离。

【麻 醉】

连续硬膜外或全身麻醉。

【体 位】

侧卧位，腰部对准腰桥。

【物品准备】

泌尿外科开腹器械包 1 个，大敷料包 1 个，手术衣 4 件，单极电刀 1 套，n8 双腔导尿管 1 根，硅胶引流管 1 根，

【手术步骤及配合】

1. 常规消毒皮肤，铺无菌单，手术区域皮肤无菌保护膜，铺无菌开腹大洞巾。

2. 切口　一般可采用第 12 肋下缘切口，切口自脐上 2cm，腹直肌外缘斜向外上方，达第 11 肋间前段。

3. 切开皮肤，皮下组织，必要时可以切除第 12 肋骨，钝性分离显露肾脏，并用电凝或 1 号丝线结扎止血。

4. 用止血钳及剪刀分离、切开肾周筋膜，游离肾上腺及腹侧面，并钝性分离肾上腺与膈肌间脂肪组织，暴露肾上腺组织。

5. 用手钝性分离肾上腺周围组织，于肾上腺下极处钳夹切断并用 7 号丝线结扎肾上腺动脉，此时注意病人血压变化，输液加快。然后游离肾上腺的后面用丝线结扎肾上腺的中、上动脉。

6. 腺部门的血管用 7 号丝线进行缝扎，然后切除瘤体，清理观察有无残留的腺体，充分止血，放置烟卷引流 1 根。用 1 号丝线依次缝合皮下组织及皮肤，覆盖无菌刀口敷贴。

第二节　等离子体电切前列腺增生症手术

【适应症】

腺体较大，且突入膀胱内，有较多残余尿，一般多于 50ml。

【麻　醉】

一般采取连续硬膜外或腰硬联合麻醉。

【体　位】

取截石位，两腿分开架起，不必过于屈曲，平放于支架上即可，并根据病人体形调整架腿架的角度与高度。

【物品准备】

3000ml 生理盐水、冲洗液和特制“Y”形硅胶冲洗输液器，Gyms 电切镜手术器械、等离子体电切成像系统和电切仪、电切器械包 1 个、F20 三腔气囊导尿管。

【手术步骤及配合】

1. 常规消毒皮肤，铺无菌单，手术区域采用 3L 脑外科粘贴巾引流冲洗液和尿液，为保持敷料清洁干燥，防止感染，铺无菌大洞巾。

2. 术前调整好冲洗液的高度，并接好电源，检查各种仪器是否完好，备用，同时将电切仪的脚踏板放置于合适的位置以便手术者使用方便。

3．配合手术者连接好电切镜和高频发生器、24F 镜鞘、300 观察镜、电切环及电视监视系统、冷光源与生理盐水冲洗液，同时用窗帘遮蔽光线防止荧光屏反光，随时调节电凝输出功率，注意随时更换排空的冲洗液，使其处于持续冲洗状态，以冲掉膀胱内血液使视野清晰。医生用塑料围裙作自我保护。

4．插入电切镜，依次放入操作件及窥镜，连接冲洗液及出水导管，接好导光索及电源线。手术者取坐位，根据手术者的高低调整手术台高低，使放好的电切镜和术者眼平面相同。

5．手术者先观察膀胱内及前列腺的情况，然后开始电切。

6．手术结束时，用 Elliks 器反复冲洗膀胱，以便将膀胱内的组织碎片全部排除出。取出电切镜，放置 F20 三腔气囊导尿管，并向囊内注入 30ml 生理盐水，调整位置后，反复冲洗至冲洗液变淡，结束手术。

第三节　膀胱部分切除术

【适应症】

1、不能经尿道电切的较大的局限性表浅性膀胱癌。

2、远离膀胱颈、膀胱三角区的独立性浸润性癌，肿瘤以外的膀胱壁无原位癌者。

3、肠道肿瘤浸润膀胱壁或与膀胱壁发生粘连者。

4、肿瘤虽已有全膀胱切除的指征，但病人不具备全切除的条件，或不愿意接受时可考虑行膀胱部分切除术。

【麻 醉】 连续硬膜外麻醉。

【体 位】 仰卧位，臀部用沙袋垫高。

【物品准备】 泌尿外科开腹器械包 1 个，大敷料包 1 个，手术衣 4 件，单极电刀 1 套，“S”形拉钩 3 个，n0 三腔导尿管 1 根，硅胶引流管 1 根。

【手术步骤及配合】

1、常规消毒皮肤，铺无菌单，手术区域皮肤无菌保护膜，铺无菌开腹大洞巾。

2、切口 取下腹正中切口或弧形切口。

3、切开皮肤、皮下组织，直达腹直肌前鞘再纵向切开腹直肌前鞘，分开腹直肌，直达腹膜，电凝或1号丝线结扎止血。

4、进入膀胱前间隙，用右手食指包裹纱布，将腹膜反折及膀胱周围筋膜向上后方推开，用空针穿刺穿出尿液。证明为膀胱癌，检查肿瘤位置及输尿管口位置，用纱布保护伤口。在靠近肿瘤的一侧切开膀胱。

5、于膀胱外侧肿瘤部位进行分离，在离肿瘤2cra处用血管钳钳住膀胱壁，切开膀胱。同样方法边游离边切开，将肿瘤周围2cra的正常膀胱壁一并切除。如切除范围包括一侧的输尿管膀胱连接部，应做输尿管膀胱吻合术。

6、用蒸馏水冲洗膀胱伤口，以免癌细胞扩散。从尿道插入F20三腔导尿管，作术后引流和冲洗膀胱之用。

7、充分止血后，清点敷料、器械，用1—0肠线全层连续或间断缝合膀胱，在缝合过程中，应同时用1—0肠线第二层缝合，以免当第一层缝合完毕，无法显露切口深部做第二层缝合。

8、于膀胱前间隙放置“烟卷”引流一条，彻底止血后，再次清点敷料、器械，用1号丝线缝合皮下组织及皮肤，覆盖无菌刀口敷贴。

9、术后立即用生理盐水冲洗导尿管，以防血块堵塞管腔。

第四节 耻骨上前列腺切除术

【适应症】

1、腺体较大，且突入膀胱内，有较多残余尿，一般多于50nl。

2、同时存在膀胱结石。

3、膀胱内有较大憩室须同时处理时。

4、需要探查膀胱内情况（存在肿瘤或异物）。

【麻醉】

连续硬膜外麻醉。

【体位】

仰卧位，骶部抬高，头、足稍低，枕部及腰部悬空处各垫一薄枕，使躯干呈轻度过伸状态，保持耻骨联合上缘与脐成一水平面。

【物品准备】

泌尿外科开腹器械包 1 个，大敷料包 1 个，手术衣 4 件，单极电刀 1 套，“S”形拉钩 3 个，120 三腔导尿管 1 根，硅胶引流管 1 根。

【手术步骤及配合】

1、常规消毒皮肤，铺无菌单，手术区域皮肤无菌保护膜，铺无菌开腹大洞巾。

2、切口　取下腹正中切口或弧形切口。

3、切开皮肤，皮下组织，直达腹直肌前鞘再纵向切开腹直肌前鞘，分开腹直肌，直达腹膜，电凝或 1 号丝线结扎止血。

4、进入膀胱前间隙，用右手食指包裹纱布，将腹膜反折及膀胱周围筋膜向上后方推开，用空针穿刺穿出尿液，证明为膀胱后，用两把组织钳牵开膀胱前壁，在其间用电刀切开膀胱前壁，然后钝性扩大膀胱切口。

5、用 3 个“S”形拉钩牵开膀胱，观察膀胱内情况，如有无结石、憩室或肿瘤等，然后观察前列腺增生情况，并同时辨清双侧输尿管口。用尖刀或电刀在突入膀胱的前列腺增生腺体（下称“腺瘤”）上弧形切开膀胱颈黏膜及前列腺包膜，用弯剪分离腺瘤与外科包膜之间的平面。

6、用食指沿上述平面伸入外科包膜内，将腺瘤从外科包膜内剥离。剥离腺体时，指尖应紧贴腺瘤表面，以免损伤包膜。

7、腺瘤被剥离后，于其尖部用拇、食指贴近腺体捏断或用弯剪剪断尿道。

8、剜除腺瘤后，探查有无残余腺瘤。用“S”形拉钩显露膀胱颈，迅速将湿纱布填塞腺窝止血，压迫 5—10 分钟。如膀胱颈后唇、腺窝过高或合并膀胱颈挛缩，则于膀胱颈后唇粘膜与肌层之间做潜行分离。楔形切除其肌层，并将其黏膜用 1—0 铬制肠线缝合于腺窝后壁上固定，形成一向前下的漏斗，以避免术后发生排尿困难。

9、于膀胱颈后唇创缘相当时钟 5、7 点处用 1—0 肠线做贯穿肌层和外科包膜的“8”字形缝合，以结扎前列腺动脉，附近出血点也应贯穿缝扎止血。

10、去除腺窝纱布块，用窄拉钩显露腺窝，出血点用电凝或缝扎止血。

11、从尿道插入 20 号或 22 号三腔气囊导尿管，若膀胱颈太宽，则于导尿管前方用 1—0 肠线将腺窝前缘做 1-2 针“8”字形缝合，以缩小口径。将 25ml 生理盐水充盈导尿管球囊，拉紧导尿管并将阴茎退缩，于尿道外口处束一纱条（或牵引导尿管于一侧大腿内侧用胶布固定），使球囊产生张力持续压迫膀胱出血，将膀胱与前列腺窝隔离，以免腺窝内血液进入膀胱内。必要时可进行膀胱造瘘。如因下尿路长期梗阻、慢性炎症或可能存在不稳定膀胱，估计术后可能发生膀胱痉挛，则于导尿管末端缝一 7 号丝线将导尿管末端悬吊于膀胱前壁并将其固定于腹前壁，以减少球囊和导尿管对膀胱三角区的压迫刺激，同时包皮系带处也缝一 7 号丝线备用。

12、清点敷料、器械，用 5 号铬制肠线将膀胱前壁切口黏膜连续缝合，用 3 号肠线间断缝合其浆肌层，外加数针 4 号丝线的膀胱周围筋膜间断缝合。

13、彻底止血后，膀胱前间隙置烟卷或负压式烟卷引流。

14、再次清点敷料、器械，用 1 号丝线缝合皮下组织及皮肤，覆盖无菌刀口敷贴。

15、术后立即用生理盐水冲洗导尿管，以防血块堵塞管腔。

第五节　　肾脏移植术

【适应症】

原则上，任何肾脏疾病所引起的终末期肾功能衰竭均可考虑肾移植。

1、慢性肾小球肾炎；

2、慢性肾盂肾炎；

3、多囊肾；

4、糖尿病肾病；

5、间质性肾炎；

6、遗传性肾炎；

7、狼疮性肾炎；

8、高血压肾病；

9、阻塞性尿路疾病（梗阻性肾病）或中毒性肾病；

10、不可逆急性肾功能衰竭（肾皮质坏死、急性肾小管坏死或孤立肾外伤）。

【禁忌证】

1、绝对禁忌症

（1）全身情况差，不能耐受手术者；

（2）未控制的肿瘤患者；

(3)HIV 感染；

（4）活动性感染，包括脓毒血症；

（5）预期寿命<2 年。

2、相对禁忌症

（1）肿瘤；

（2）感染；

（3）复发性肾脏疾病；

（4）全身性复发疾病；

（5）代谢性疾病复发。

【物品准备】

泌尿外科开腹器械包 1 个，显微器械包 1 个，大敷料包 1 个，手术衣 6 件，单极电刀 1 套，Satinsky 钳 4 把，F18 双腔导尿管 1 根，硅胶引流管 1 根，双“长形管 1 根，冰盐水及冰肾保液。

【手术步骤及配合】

1、供肾的修整

（1）将尸体供肾放入冰盐水中，并且用冰肾保液灌注肾脏，同时用止血钳将左肾静脉与下腔静脉交界处横断，再把主动脉前壁纵向剪开，将左右肾分离后分别修整。必须辨认出肾动脉，观察是否有多支血管，然后向肾门方向分离出肾动脉约 2—2.5cm，遇供应肾上腺或肾外小分支用 1 号丝线结扎。不管单支或多条动脉，均在其主动脉壁开口处保留 2mm 以上的主动脉壁使其呈袖口状。

（2）保留肾门区脂肪及肾下极与输尿臂上段毗邻组织（输尿管肾三角区），以免影响输尿管血液供应，其余肾周脂肪应予切除。肾静脉亦向肾门区分离 3cm 左右，右肾上腺静脉和性腺静脉用 1 号丝线结扎，切断。

2、供肾的植入

（1）体位　平卧位。术前常规插入 F18 双腔气囊导尿管 1 根。

（2）常规消毒皮肤　铺无菌单，手术区域皮肤无菌保护膜，铺无菌开腹大洞巾。

（3）切口　目前常采用 Alexander″L” 形切口。下腹切口依次切开皮肤、皮下组织。切口纵向部分显露腹外斜肌腱膜，于腹直肌鞘外侧剪开腹横筋膜见腹膜；切口横向部分止于正中耻骨上两横指，用剪刀剪开腹外斜肌和腹直肌筋膜，牵开腹直肌纤维，4 号丝线结扎切断的腹壁下动、静脉。用手钝性分离侧腹膜并牵向内侧，两个“S”形拉钩显露腹膜后区的髂血管，充分游离圆韧带（女性）或精索（男性）。

（4）血管吻合

①剪开髂外动脉鞘膜，显露髂内外动脉连接区，并用手钝性向下游离至分支，逐条用丝线结扎其分支血管。近端在髂总血管分支下方用 Satinsky 钳阻断髂内动脉，于远端分支前横断血管，经腔内注入肝素生理盐水，便可供吻合用。若髂内动脉硬化，或供肾多条动脉，修肾时保存部分主动脉壁呈袖口状，选择受者髂外动脉的正常段做端侧吻合。

②分离髂外静脉上方至髂内静脉连接处，向下至腹股沟韧带，遇小分支用 4 号丝线结扎。

③血管吻合前，从冷冻盒内取出供肾，认清动、静脉排向和吻合理想位置后，将肾置入塑料袋内并加入碎冰，袋下端剪一小口，引出肾静脉，上下端切勿倒置。先做肾静脉和髂外静脉端侧吻合，髂外静脉用 Satinsky 钳阻断部分血管，纵行切开管壁，用 5—0 肠线褥式缝合吻合口两端，然后吻合口前后壁均行连续缝合。接着，用 5—0 肠线吻合动脉。肾动脉和髂内动脉端端吻合时，后者剪成斜口，先缝合两端后连续或间断缝合吻合口。缝好吻合口前用肝素生理盐水灌入血管腔内，排除血块和空气。

④血管吻合完毕，用 Satinsky 钳阻断吻合口远端肾动静脉，去除原先血管阻断钳，观察吻合口有无漏血。有时需再缝合一两针止血，如仅有渗血可用棉片压迫 3—5 分钟即可止血。

⑤开放阻断钳，肾供血良好，肾实质即变为粉红色和触之有搏动感。若肾

脏表面有散在性瘀斑，为肾动脉痉挛所致，通常 30 分钟后转正常，局部使用罂粟碱（Papaverine）效果不佳。若肾静脉阻塞，肾动脉搏动良好，肾胀大，应立即阻断动静脉，于静脉吻合口处剪开一小口，灌注肝素生理盐水，加大静脉吻合口，重新吻合。

3、输尿管植入　　通常把输尿管植入膀胱。

（1）从 Foley 尿管中注生理盐水 200mi。于切口下方游离侧腹膜，显露同侧膀胱前壁。取两把组织钳钳住膀胱壁并向头侧牵引，用小血管钳钝性分离膀胱前壁浆肌层，见膀胱黏膜突起，通过血管钳向近端黏膜下潜行 2cra，形成黏膜下隧道。

（2）输尿管腔内插入双“J”形支架管，将输尿管通过精索（男）或圆韧带（女）下方引入膀胱黏膜下隧道，剪除多余输尿管远端，断口纵行剪开 0. 3cm 成斜口供吻合。用尖刀刺开原先分离好突起的膀胱黏膜，将双“J”形支架管置入膀胱内，然后用 5 号可吸收缝线连续缝合输尿管和膀胱黏膜，膀胱浆肌层包埋形成隧道 1. Scm，以防止尿液反流。内置支架管，术后 3 个月拔除。

4、缝合切口　　清点敷料、器械，手术结束前，再次详细检查切口，放置“烟卷”引流 1 根。用 1 号丝线缝合皮下组织及皮肤，覆盖无菌刀口敷贴。

第十七章　胸外科手术配合

第一节　胸腔镜下胃代术

【适应症】

胸腔镜食管癌切除术仅适宜于早期食管癌患者，术前应充分了解肿瘤的位置、外侵情况。

【麻　醉】

采用双腔气管插管，静脉复合麻醉，以保证术中两侧肺萎缩及对策通气，常规行心电监护及血氧饱和度监测。

【物品准备】

除常规物品外，另备胃代腹被 1 个，胸腔镜手术器械 1 套，吸引器连接管 1 套，冷光源 1 套，监视器、超声刀、电刀各 1 套，胃肠吻合器械包、胃代器械包、1 号可吸线 1 根。

【体　位】

患者取右径二尖瓣体位（右胸抬离 450），颈、胸、腹三切口同时消毒。

【手术步骤及配合】

1、常规消毒皮肤，铺无菌单。

2、上腹正中切口　将切口用纱布垫保护，以腹腔自动拉钩牵开，将胃提起，用弯血管钳分次钳夹大网膜及胃左韧带，切断，用 7 号或 4 号线分 5U 结扎。胃游离后，彻底游离贲门，扩大食管裂孔（经腹游离部分食管下段），于贲门部切断食管，贲门端缝合封闭，食管端用双 10 号线结扎，进一步扩大食管裂孔疝，一只手可以进入胸腔。

3、于腋后线第 6 肋间和腋前线制作一个 1．5em 胸腔镜切口，腋后线第 4 肋间各制作一个 1．5cm 操作切口，在胸腔镜观察下手术者一只手由食管裂孔进入胸腔，将肺向前扒开，暴露后纵隔，这只手能够轻抬到达奇静脉以上水平。以电钩切开食管纵隔胸膜。若肿瘤没有侵及其静脉，奇静脉可不切断，食管游离后可由奇静脉下拉上。如奇静脉与肿瘤关系密切，则予以切断。在监视器监视下，食管断端结扎由最高胸部操作口牵出。由两个操作切口分别进入卵圆钳和超声刀，牵拉食管并且进行周围组织游离。

4、手术者一只手由食管裂孔进入胸腔，沿食管外膜进行钝性剥离，遇有条形组织，则以超声刀切割，直径 0．5em 以下血管处理无边缘结扎。器械操作与手法游离相结合，极大地提高了食管游离速度，并且凭借手感能够迅速判断 VATS 是否能够完成手术治疗。游离食管至胸顶并清扫淋巴结。由于手的介入，淋巴结清扫完全能够达到与常规开胸手术相同的切除效果。

5、颈部切口　游离食管，在胸腔镜观察下，胃经胸腔提至颈部，完成胃食管吻合。以胸腔镜检查胸、胃有无出血及有无扭转。胸部两个小切口，一个放置引流管，另一个缝合关闭。

6、覆盖敷贴，分 6U 包扎 3 个切口。

电视胸腔镜手术具有常规手术无法比拟的优点（表 52-1），主要表现在创伤轻微、术后痛苦轻、恢复快、生活质量较好等方面。

第二节　贲门切除术

【适应症】

贲门症，胃上部癌。

【麻　醉】

静脉复合麻醉，气管内插管。

【体 位】

左侧卧位。

【物品准备】

大敷包 1 个，胸被 1 个，手术衣 1 包，左侧开胸器 1 个，胸科常规器械包 1 套，电刀 1 套，扩球 1 个，吸引器 1 个，长电刀头 1 个。

【手术步骤及配合】

1、常规消毒皮肤　贴无菌手术膜，铺无菌单，做左胸后外侧切口，切除第 7 肋经肋床进胸，或经第 7 肋间。

2、牵开肋骨，暴露胸腔　　用精细剪刀剪开下韧带，将肺下叶向上牵拉，探查食管及周围淋巴结有无转移。

3、切开膈肌　在膈顶剪开膈肌，分别向前外和后内延长至肋缘和食管裂孔，用 7 号丝线结扎膈下血管。

4、腹腔探查　探查肝、胰、脾有无转移，在大网膜侧剪开进入小网膜，提起胃，沿胃后壁胰腺上缘找到胃左动脉根部，探查有无肿大，固定的淋巴结有无侵犯胰脾和腹主动脉。

5、游离胃　将游离的食管下段套以阻断带做牵引，清扫肺下静脉及贲门周围淋巴结。切断围绕食管的部分膈肌及其下方的小网膜，用 7 号丝线结扎。将食管下端和胃一起向上牵拉，用精细剪刀剪开胃和胰腺及膜结肠之间的膜状粘连。

6、胃残端直接与食管吻合　将胃小弯侧逆时针方向向后旋转 90 在距边缘 3cm 外，将胃肌层与食管肌层用 4 号丝线，6X17 圆针做褥式缝合 4-5 针。结扎后剪去中间缝线，保留两端缝线。将食管后壁切开，吸净内容物，用酒精棉球擦拭，然后做后壁间断全层缝合。

7、缝合膈肌　用 10 号丝线、11X40 圆针间断缝合膈肌，使新形成的膈肌裂孔大小适度。用 4 号丝线、6X17 圆针将膈肌与胃浆肌层固定。

8、关胸　冲洗胸腔，放置胸腔引流管，清点器械、纱布、缝针等数目，逐层关闭胸部切口。

9、无菌敷贴，包扎切口。

第三节　电视胸腔镜下肺活检检查及肺大泡切除术

【适应症】

1. 肺癌的分期。

2. 纵隔疑难病的诊断。

3. 某些纵隔肿瘤的切除　对气管周围直径小于 3cm 的孤立病灶可直接在纵隔镜下切除，达到诊断与治疗同步进行。

4. 对肺癌病人经气管镜或穿刺无法了解病理类型者，可以直接通过纵隔活检，了解病理类型，指导治疗，尤其是对于小细胞肺癌更有价值。有人主张临床治疗非小细胞肺癌的病人应尽可能行纵隔镜检查。

【麻 醉】

1、胸腔镜手术必须要求全麻双腔导管插管，术中单肺通气，如肺功能较差不能耐受单肺通气者。术中应间断双腔通气。

2、静脉复合麻醉，气管内插管。

【体 位】　侧卧位。

【物品准备】　开胸常规器械包 1 个，胸腔镜手术器械 1 套，吸

引器连接管 1 套，冷光源、监视系统 1 套，超声刀 1 套，电刀 1 套，胸腔镜特殊器械 1 套。

【手术步骤及配合】

1、常规消毒皮肤，铺无菌单。

2、切口　在腋中线第7或第8肋间切1.5cm切口，用血管钳将肋间肌撑开进入胸腔。

3、然后用手指探查胸腔内有无粘连。如有粘连用手指轻轻分开，放入导管，此时单腔通气。

4、将胸腔镜头与冷光源监视器摄像系统连接，用干净的湿纱布和擦镜头油棉球擦拭镜头。避免镜头进入胸腔有雾层，经锥鞘置入胸腔，观察腔内情况。

5、若术中发现病变部位而选择第2—3个切口，一般第二个切口选择腋前线第4肋间。第三个切口，一般在腋后线第6肋间。3个切口一般呈等腰三角形。

6、病变如为肺内孤立性病灶，应用卵圆钳在肺表面轻轻搔刮，如遇到肿块有受阻落空的感觉，如实在难以找到病变，助手可将肺边缘轻轻拉起，术者从切口内伸入手指，触摸肺组织即可找到肿瘤。助手用卵圆钳将肿块轻轻提起，术者置入自动切割缝合器，距肿瘤约10cm进行切割缝合，将肿瘤送病理室。

7、胸腔内注入温蒸馏水彻底冲洗腹腔，并吸净，进一步检查止血后，放入胸腔弓I流管，后洗手和巡回护士清点所有纱布、器械缝针等物品，逐层关闭胸腔，小敷贴贴敷皮肤切口。

第四节　纵隔肿瘤切除术

【适应症】

胸腺癌、胸骨后甲状腺、甲状旁腺瘤及其前纵隔肿瘤。

【麻　醉】

静脉复合麻醉，气管内插管。

【体　位】

仰卧位，肩背部下方垫一小枕，使颈项稍后仰。

【物品准备】

除常规物品外，开胸常规器械包 1 个、胸骨锯 1 套、吸引器连接管 1 套、电刀 1 套。

【手术步骤及配合】

1、常规消毒皮肤，贴无菌手术膜，铺无菌单。

2、取胸骨正中劈开切口，进入前纵隔。

3、纱布垫保护胸骨断面，用开胸器牵开，充分暴露前纵隔。

4、精细剪刀剪开纵隔浅层蜂窝组织，剥离子或海绵钳锉钝性分离两侧胸腺，扩大前纵隔的暴露。

5、长弯血管钳，精细剪刀分离肿瘤周围组织，4 号丝线结扎或缝孔止血。避免损伤左无名脉、无名动脉、喉返神经、迷走

6、切除肿瘤，仔细止血。

7、冲洗、放置引流管。

8、清点器械、敷料、缝针等数目。

9、逐层缝合切口

10、覆盖无菌敷贴，包扎伤口。

第十八章　普外科手术配合

第一节　胃癌根治术

【适应症】

1、胃底贲门癌、胃体癌、多发性胃癌、残胃癌。

2、胃窦癌已侵及胃体者。

【麻　醉】

静脉复合麻醉，或硬膜外麻醉。

【体　位】

仰卧位。

【物品准备】

普开腹器械包1个、大敷料包1个、手术衣4件、单极电刀1套、肠切除器械包1个、大直角钳2把、胃肠吻合器1套、荷包缝合钳及荷包线1套。

【手术步骤及配合】

1、常规消毒皮肤，铺无菌单，手术区皮肤贴无菌保护膜，铺无菌开腹大洞巾。

2、切口　上腹正中切口。必要时切除剑突并可向下绕脐延长切口。

3、进腹腔后，洗手探查胃及周围脏器决定手术方式。如肿瘤达胃窦可作胃大部切除及周围淋巴结清扫。位于胃底贲门可行上半胃切除术，胃体的癌肿可做全胃切除。

4、胃大部切除范围　包括胃远端3／4或4／5，上切除线距肿物上缘6—8cm，下缘达幽门下方2—3cra，大网膜及1、2、3组淋巴结。

5、周围淋巴结清扫 除大网膜全部切除外，还将清除胃区域包括贲门左右、胃小弯、幽门上下等处的淋巴结以及其他脏器处淋巴结，包括胃左动脉旁、肝总动脉旁、腹腔动脉周围、脾门、脾动脉旁、肝十二指肠韧带内、胰头后、肠系膜根部、结肠中动脉旁等。处理时弯血管钳钳夹，精细剪刀切断，7 号丝线结扎。

6、胃空肠吻合 空肠近端对胃大弯，远端对胃小弯全层吻。合，手术步骤同胃大部切除术（可用胃肠吻合器吻合）。

7、全胃切除 需将食管自胸腔轻轻拉下 3cm，如有困难可切开膈肌，分离食管下段与周围粘连，出血点用 7 号丝线结扎或 6X17 圆针、4 号丝线缝扎。

8、食管空肠吻合 游离十二指肠上部，在幽门下 3cm 处切断。6X17 圆针、4 号丝线连接缝合十二指肠残端。相同针线缝合十二指肠浆肌层，缝合包埋十二指肠残端，距十二指肠悬韧带 15—20cm～切断空肠，将远端空肠向食管靠拢，选择好肠吻合部位后（可用吻合器直接吻合），缝两针牵引线连接食管与肠壁，用蚊式钳夹持，6X17 圆针、4 号丝线长持针器间断缝合食管与肠壁浆膜层及肌层。距食管空肠吻合口约 60—80cm。空肠一近切端与空肠行端一侧吻合，切除组织放于标本容器内。吻合结束前，将胃管送入空肠输出袢，最后同样方法间断缝合前壁外层。

9、检查腹腔并用温盐水冲洗，手术者洗净双手放置引流管。

10、清点器械、敷料，用 7 号肠线连续缝合腹膜及腹直肌鞘，1 号丝线缝合皮下组织及皮肤，覆盖无菌切口敷贴。

第二节 同种异体原位肝移植术

【适应症】

1、实质性病变 酒精肝、巨大肝囊肿、布加氏综合征。

2、先天性代谢性疾病、肝硬化、肝炎性肝硬化失代偿期。

3、胆道疾病、硬化性胆管炎、肝门部胆管癌。

4、肝脏肿瘤。

5、肝脏代偿性疾病。

【麻 醉】

静脉复合麻醉。

【体 位】

仰卧位肝区背部垫高。

【物品准备】

普开腹1个，多功能腹壁牵开器1套，肝脏移植器械1套，电灼器头2套，自体血液回收机及其配套物品1套，犬敷料包2个，手术衣4—6件，体外中敷料包1个，胸被1个，另备4℃U--W液，冰，肝素，各号无损伤线。

【手术步骤及配合】

1、供肝切取与修整　　碘附消毒，腹部大十字切口，经腹主动脉和肠系膜上动脉插管，建立两条灌注通道，切开下腔静脉后置管建立回路用0-4℃HCA灌注液与UW液作快速灌注，切取肝脏；同时取一段长10-12em髂血管备用。修整供肝置入UW液的冰屑中保存备用。

2、受体手术

（1）术前常规准备　　洗手护士于术前30分钟左右洗好手，整理衣物。与巡回护士清点器械、纱布、缝针等。常规消毒手术区皮肤，协助医生铺无菌单等。

（2）开腹探查　　行人字切口进腹腔：上至剑突两侧沿肋缘下切口。洗手，用腹壁拉钩暴露，行腹腔探查。

腹壁用湿纱布垫保护，用多功能腹壁牵开器牵开腹壁，暴露肝脏。

（3）游离病肝　游离第一肝门，按照由浅至深，从右至左的顺序依次分离胆总管、肝固有动脉及门静脉。其周围组织及小血管均可用1号丝线结扎。

分离结扎肝周围各韧带，切断肝镰状韧带直至左、右冠状韧带处。切断并结扎左冠状韧带、左三角韧带、右冠状韧带、右三角韧带，直至肝下下腔静脉缘。游离肝结肠韧带、肝肾韧带至下腔静脉缘。肝周围韧带可用7号丝线结扎。

游离肝上、肝下下腔静脉。将肝上提，暴露下腔静脉窝位置。用长组织剪依次由上而下钝性分离下腔静脉与后壁间的疏松结缔组织，小静脉结扎并切断。剪开肝下下腔静脉鞘，分离至右肾静脉位置。

此时将供体肝脏无菌操作置于器械台上，浸泡于UW液的冰屑中，备好4~C乳酸林格氏液于无菌盆中。

（4）去除病肝　结扎并切断已游离好的肝固有动脉，用无创伤钳依次阻断肝下下腔静脉、门静脉、肝上下腔静脉，依次剪断，移出病肝。此时病人进入无肝期。将腹腔内创面彻底止血。备好1号、4号丝线结扎或缝扎出血点用。

（5）供肝植入

①将供肝置入病人腹腔内肝脏原位，各面用冰纱布垫充分覆盖，用冰乳酸林格氏液时常冲洗供肝，以保证供肝处于低温状态。

②用显微器械及3—0、4—0、5—0涤纶线依次吻合肝上下腔静脉、肝下下腔静脉、门静脉，吻合完毕开放门静脉放静脉血，成人约300—500ml。依次开放肝下下腔静脉、肝上下腔静脉，病人无肝期结束。

③检查血管吻合口，如有漏血缝合修补。

④吻合肝固有动脉，吻合完毕开放肝固有动脉，检查修补漏血处。

（6）胆道重建　切除胆囊1号丝线缝合胆囊床，5—0薇乔线行胆总管端端吻合，置12号“T”形管于胆总管内。

（7）放置腹腔引流　于肝后、肝脏左下、温氏孔处各放一根引流管并固定，用 7 号丝线固定各肝周韧带。

（8）常规关腹　　与巡回护士清点器械、纱布、针、核对无误后关腹，协助医生覆盖刀口，接好引流袋。

第三节　乳腺癌根治术

【适应症】

乳癌III期及无远处转移病人。

【麻 醉】

1、持续硬膜外麻醉。

2、静脉复合麻醉，气管内插管。

【体 位】

仰卧位，患侧上肢外展 90^0，患侧腋下垫一软枕，使患侧腋窝略抬高。

【物品准备】

甲状腺手术器械包 1 个，大敷料包 1 个，手术衣 4 件，单极电刀 1 套，硅胶引流管 2 根。

【手术步骤及配合】

1．常规消毒皮肤，铺无菌单，手术区皮肤贴无菌保护膜，铺无菌开胸大洞巾。

2．以肿瘤为中心在距离肿瘤边缘 4—5cm 处，围绕肿瘤做纵向、横斜形或横形切口。

3．分离皮瓣　用组织钳夹持皮肤边缘，分离皮瓣上至锁骨，下至上腹壁，内至胸骨正中线，外至背阔肌外侧缘，分离皮瓣不带脂肪组织。

4．切开肌肉，分离胸大肌，在胸大肌近肱骨附着点处，用弯血管钳钳夹切断，以电凝止血 7 号丝线结扎止血，分离胸小肌；在喙突附着点紧贴喙突，钳夹切断胸小肌，电凝止血或 7 号丝线结扎止血。

5．清扫腋动脉、静脉周围的脂肪组织及淋巴结。

6．切断胸大肌、胸小肌在肋骨上的附着点，边切边用电凝止血。将乳房、胸大肌、胸小肌、腋窝淋巴结及脂肪组织等一并整块切除，彻底止血。

7.用 40—42 无菌蒸馏水冲洗 2—3 次，检查创面彻底止血后分别在腋窝处、胸骨旁放置引流管。

8．将两侧皮肤边缘拉拢对合，4 号丝线缝合皮下，3—0 号或 4—0 皮内缝合线作皮内缝合皮肤。

9、用无菌敷贴覆盖刀口。

第四节　经腹、会阴联合直肠癌切除术

【适应症】

1、低位直肠癌

2．肛管和肛门周围恶性肿瘤。

【麻 醉】

1、持续硬膜外麻醉。

2、静脉复合麻醉。

【体 位】

头略低，大腿外展、髋膝关节略伸的膀胱截石位。骶尾部下方垫一长方枕，使臀部抬高约 300。

【物品准备】

普开腹手术器械包 1 个，直肠小包 1 个，大敷料包 1 个，手术衣 4 件，裤腿腹被 1 个，单极电刀 2 套，另备胃肠吻合器一套，荷包缝合钳及荷包线 1 套。

【手术步骤及配合】

1、腹部手术　常规消毒皮肤，铺无菌单，手术区皮肤（腹部、会阴部）

贴无菌保护膜，铺裤腿腹被。取下腹部左旁正中切口，切开皮肤，电刀依次切开腹壁各层进入腹腔，电凝止血。洗手后探查腹腔内脏器。

腹腔自动拉钩牵开腹壁，大纱布垫覆盖小肠，“S”拉钩将小肠向上拉开，充分暴露手术野。用大弯血管钳、长精细剪刀、长解剖镊、长头电刀游离乙状结肠、直肠等。

用大“S”拉钩牵开暴露骶前间隙，用大血管钳、长柄精细剪刀游离直肠背侧至盆底，达尾骨尖。

同样方法游离直肠或直肠子宫陷窝，在直肠前间隙分离直肠达前列腺下极处，或阴道上 1 / 3 处。游离直肠侧韧带，切断结扎直肠中动脉、静脉，游离直肠侧韧带达盆底。

游离肠系膜下动脉根部，清扫周围的淋巴组织。切断直肠上动脉、静脉，并切断乙状结肠动、静脉的远侧分支血管，7 号丝线结扎。

据肿瘤部位用考卡钳钳夹乙状结肠，手术切断。远侧断端缝合关闭。用纱布或无菌手套包好，留待自会阴切口切除。

乙状结肠近端自切口上端或左髂前上棘和脐连线的中、外 1 / 3 处另切口引出。如为 1 期开放，用小平镊及组织剪修剪肠端，将肠缘与切口处真皮层和皮肤做全层缝合。如为 2 期开放，仅用油纱、纱布覆盖包扎即可。然后用 6X17 圆针、4 号丝线缝合封闭乙状结肠造瘘口与腹壁之间间隙，最后逐层缝合关闭腹腔，用无菌敷贴覆盖刀口。

2、会阴部手术　　用 8X24 三角针、7 号丝线缝闭肛门，用手术刀环绕肛门取梭形切口。

切开肛旁筋膜，显露坐骨肛管窝脂肪，用肛门拉钩牵开显露尾骨尖，用电刀切断肛尾韧带及盆筋膜壁层与盆腔会合。

用血管钳及电刀清除坐骨肛管窝内脂肪，钳夹切断直肠下血管，用电凝止血或 4 号丝线结扎。切开耻骨尾骨肌，扩大盆腔出口，用卵圆钳将乙状结肠远端和直肠从盆腔内拖出。

两侧用肛门拉钩牵开暴露手术野，前方在会阴浅横肌和深横肌的后缘向深层解剖，显露直肠前壁，并沿直肠与前列腺间进行分离，使直肠肛管完全游离。

从会阴部移去标本，温盐水冲洗后仔细止血，会阴置引流管一条，会阴伤口逐层缝合。

第十九章　心外科手术配合

第一节　体外循环下冠状动脉搭桥术

【适应症】

1、肯定手术适应症

（1）药物治疗不能控制的 3 级心绞痛患者（一般体力活动严重受限，一般速度上一层楼梯，平地步行 300—500 米）。

（2）不稳定型心绞痛。

（3）左冠状动脉主干严重狭窄性病变者。

（4）临床有心绞痛症状，冠状动脉造影显示有 3 支重要血管严重狭窄性病变。

2、相对手术适应症

（1）心肌梗死后，运动实验阳性高危者。

（2）心源性休克者。

【原理】

通过旁路手术，将主动脉的血流直接输送至狭窄冠状动脉的远侧段，以增加心肌血供，减轻或消除心肌缺氧。

【体 位】

全麻成功后，病人取仰卧位，肩胛间垫高使胸部向前突出，左上肢外展（可供插入桡动脉测压管），右上肢沿侧胸骨固定于手术台上，双下肢轻度屈膝外旋。

【手术方法】

升主动脉—冠状动脉旁路手术和乳内动脉—冠状动脉移植术。

1、升主动脉—冠状动脉旁路术　　常用的移植材料为大隐静脉。大隐静脉不能利用时也可选小隐静脉、上肢的头静脉、贵要静脉。手术包括大隐静脉的收取及血管桥吻合两步骤，两组手术人员同时进行。

（1）大隐静脉取出后，以肝素盐水低压扩张，移除表面脂肪，将所有小分支或裂口均以 7—0 滑线缝闭，避免造成管腔狭窄，确保静脉不受损伤，对保证术后长期通畅极为重要。

（2）建立体外循环后，心脏停搏，操作时先吻合远侧端（冠状动脉、心室室壁）用 7—0 滑线缝合，再吻合近侧端（升主动脉），用 6—0 涤纶线缝合。最常进行的顺序吻合技术是自前降支到对角支到升主动脉。

（3）冠状动脉壁行纵向切口，扩大至 0．8-1em，使其略大于静脉端口径，将静脉倒置，与冠状动脉吻合剪成 450 喇叭口形，先将冠状动脉切口两端与静脉切口间断缝合，一般选用 6—0 滑线或 7—0 滑线。如果冠状动脉口较大可连续缝合。

（4）首先完成静脉桥与前降支的吻合，将一血管夹置于吻合近侧。冠状动脉对角支行纵切口，测量充盈后的静脉桥至对角支吻合口的距离，在静脉上做纵切口。将静脉桥与对角支行端侧吻合，用两根 7—0 滑线间断缝合。

（5）远侧吻合完成后，将血管夹置吻合口近侧，在心脏跳动情况下，升主动脉置侧壁阻断钳。以打洞器于主动脉壁上打洞（直径 4 一），左侧静脉桥应于主动脉左侧打洞，右侧打洞应偏右，以 5—0 滑线或 6—0 滑线连续缝合，完成静脉桥与主动脉的吻合，一般自主动脉近心侧开始，于远心端打结。

（6）左侧吻合完成后，移除侧壁钳，于静脉桥上用 TB 空针行穿刺排气，吻合口如有漏血以 7—0 滑线修补止血。同样方法完成右肾静脉桥与升主动脉吻合。

2、乳内动脉—冠状动脉移植术　　乳内动脉是锁骨下动脉的一个分支，自甲状颈干对侧发出，于锁骨的胸骨端与锁骨下静脉深面进入胸腔，主要分支为进入前肋间的穿支及1—6前肋间动脉，约于第5或第7肋间处分为肌膈动脉和上腹动脉。

（1）手术均经正中劈开胸骨开口，全身肝素化前，用特制自动拉钩向上牵拉胸骨左侧口，于胸膜反折处切开左侧胸膜腔，于第4、5肋间胸骨边沿处用电刀进行分离。

（2）分离完成后，乳内血管暂留原位不予切断，保持血流通畅，以罂粟碱溶液喷雾血管，然后以浸透其溶液的纱布包盖血管蒂，以防发生血管痉挛。

（3）切开心包，用7号牵引线固定于开胸器上，建立体外循环，一般与左冠状动脉前降支吻合，于低位结扎并缝扎乳内血管远侧端；切断乳内血管，以血管夹暂时阻断血流。

（4）如同时行主动脉—冠状动脉旁路术，应先完成，然后再行乳内动脉移植术。左侧背侧放置纱布垫以抬高左心室，与吻合处的冠状动脉壁上做纵向切口4一，采用间断吻合，防止吻合口狭窄，移除血管夹放血、排气。无漏血后，缝4针固定乳内血管蒂于心外膜上，防止对吻合口产生张力。开放升主动脉阻断钳，心脏复跳后进行静脉桥—主动脉侧吻合。

【手术配合要点】

1、准备取双下肢大隐静脉，皮肤消毒时，双腿不要抬举过高，以减少过多的回心血量。

2、肝素化时间不宜过早，一般在游离完乳内动脉后实施。

3、游离左侧乳内动脉时，患者体位应水平升高向左侧倾斜25～左右。游离右侧乳内动脉时，体位应相反。

4、游离乳内动脉时，电灼器预置20W左右。

【手术物品准备】

体外器械包1个，取游离乳内动脉专用开胸器1个，冠状动脉剪45～前向剪1个，90～直角剪1把，125～后向剪1把，冠状血管吻合镊两把，弹簧持针器两把，血管探子1.0—2.5mm、小血管夹、橄榄头针、主动脉打孔器3.5-5.0mm、主动脉侧避钳、15双刃冠状动脉刀、钛夹钳、钛夹、滑线（5—0、6—0、7—0）、11号、15号、22号刀片，电刀2～3个，弹力绷带，TB注射器，备2～3盏术野用灯。

【药品准备】

1、肝素生理盐水　配制成肝素2%浓度。

2、罂粟碱盐水　用2%肝素生理盐水60ml加罂粟碱60mg配制而成。

第二节　非体外循环微创房间隔缺损封堵术

【适应症】

继发孔中央型ASD,包括毗邻较近的多发ASD。ASD周围残边大于/等于4mm。房间隔的总长度不能小于闭合器左房伞的直径。

【特　点】

微创闭合器封堵术是近两年由介入封堵法移植来的新技术，与常规手术相比，其优点是，无须体外循环，操作简单，创伤小，痛苦轻，不需输血，不用放置胸腔引流管，减少了输血性并发症和感染的可能。由于不切开心房，发生气栓的可能性小，切口较美观，恢复快，住院时间短。

【手术步骤及配合】

1、采用Hewlett—PackardSonos2500型多平面食管超声，频率6.2/5．0MHz，探头直径14.8mm。全麻成功后，取平卧位，插入食管超声探头，观察ASD的位置和形态学特点，及与房室瓣、冠状静脉窦、右侧肺静脉和上、下腔静脉的关系，注意有无肺静脉异位引流。分别在水平面和垂直平面上反复测定ASD的横径和长径，取最大测量值作为ASD的径线，同时测定左房大小和房间隔的总长度。用彩色多普勒进一步确定每个平面上的ASD最大径线。

2、右胸抬高20°—30°，常规皮肤消毒，铺单。取右前胸胸骨旁第4肋间切口，长2.5—3.5cm。月巴胖者切口可稍大些。女性沿乳房边缘切口。依次切开皮肤、皮下组织、肌层和胸膜，放入微创牵开器、湿纱布，推开右肺。“工”字形剪开心包，用3—0无创线缝心包，牵拉固定于胸壁。用3—0无创线在右心房外侧中部缝双层荷包，直径约1.5cm。此时按1.25mg／kg静脉推注肝素进行肝素化。头低位，使房间隔呈水平位。

3．选择相应大小的双面闭合器，用肝素盐水冲洗浸泡后（防止栓塞和空气残留），将闭合器旋于推顶杆上，拉直收拢，塞入特制的输送管。荷包内穿刺右心房，插入携带闭合器的输送管，将TEE调节至双心房关。在TEE监视下经ASD伸入左心房，推顶释放出左房侧伞，牵拉使之贴附ASD左房面边缘，回撤输送管人右房，推顶出右房侧伞，卡紧ASD经TEE观察闭合器封堵的严密性，看有无分流。如有分流，可回收闭合器，调整位置后，重新释放到位，推拉闭合器检查其牢固性，满意后拧松固定螺丝，拔除推送杆和输送管，结扎右房荷包。中和肝素，仔细止血，逐层关闭，无须放胸腔引流管。

【特殊用物的准备】

4℃生理盐水500ml，庆大霉素4万单位2支，0.5mg／L肝素盐水100ml。

【闭合器的选择】

对于圆形和近圆形的ASD，按照比ASD最大直径大4—6mm的原则，选择相应型号的闭合器。边缘薄、柔软、松弛的选择型号要大，边缘厚、紧张的选择型号要小。术中测量ASD的最长径和宽径，按照等面积圆的直径加4—6mm，选择闭合器的型号。对于双孔ASD，按照大孔直径+小孔直径+中间软组织宽度：闭合器型号来选择。经大孔进行封堵，同时挤闭小孔。闭合器释放到位后，其牢固程度也是判断型号是否恰当的指标。如果牵拉、推顶测试时闭合器很容易脱落，需换大号闭合器。如果植入的闭合器过大，影响二尖瓣的关闭和冠状静脉窦血流，或闭合器不能完全展开，需换小号闭合器。

第二十章　神经外科手术配合

第一节　人工切除岩斜脑膜瘤

【适应症】

中斜坡肿瘤。

【术前准备】

1、CT、MRI 了解肿瘤位置与周围结构的解剖关系。

2、必要时做脑血管造影，了解肿瘤血供。

3、备皮、备血、应用抗生素。

4、苯巴比妥钠、阿托品，术前肌注。

【麻醉】

气管内插管全身麻醉，然后实施控制性低血压。

【体 位】

健侧卧位；

【手术步骤及配合】

1、切口始于耳前颧弓，绕耳上方，向下终止于乳突后 1cm。显露颞窝、乳突、后颅窝侧方颅骨。

2、在乙状窦、横窦两翼钻 4 个孔开颅。

3、用高速磨钻完全磨除乳突皮质骨，显露乙状窦、骨性半规管、面神经垂直段。

4、切开硬脑膜，结扎岩上窦，略牵开颞叶和小脑半球，即见肿瘤。

5、电凝肿瘤基底供血血管，在显微镜下分离与肿瘤粘连的神经血管，分部切除肿瘤。

第二节 眶上锁孔人流手术

【适应症】

颅底、鞍区及中线附近的病变。

【术前准备】

1、CT、MRI 了解肿瘤位置与周围结构的解剖关系。

2、备皮、备血、应用抗生素。

3、苯巴比妥钠、阿托品，术前肌注。

【麻 醉】

气管内插管全身麻醉。

【体 位】

中卧，头用头架固定，头向对侧转 10-600。

【手术步骤及配合】

1、切口位于眉毛的外侧，显露眼轮匝肌。

2、将颞肌的前缘拉向外上，向上牵拉轮匝肌以显露开颅区。

3、颅骨钻孔，显露硬膜之后，磨除眶上颅骨的内侧缘。弧形切开硬膜，基底朝向眶缘。

4、切除病变后，硬膜间断缝合，骨瓣固定，皮下间断缝合，皮肤连续缝合。

第三节 翼点入路—动脉瘤夹闭术

以大脑中动脉瘤为例。

【适应症】

1、动脉瘤破裂后病情较轻属 Hunt Ⅰ—Ⅱ级。

2、病情属HuntIII—IV级，待病情稳定再手术。

3、动脉瘤破裂并发颅内血肿，应立即手术。

4、偶尔发现未破裂的后交通动脉瘤。

【术前准备】

1、CT 扫描，了解颅内出血情况。

2、DSA，了解动脉瘤大小、位置、瘤颈方向。

3、备皮、备血、应用抗生素。

4、苯巴比妥钠、阿托品，术前肌注。

【麻 醉】

气管内插管，全身麻醉。

【体 位】

仰卧位，头稍偏向对侧。

【手术步骤及配合】

1、入路　　采用较大额颞骨瓣开颅，额叶部分略大，有利于抬起额叶，显露大脑中动脉主干。

2、显露动脉瘤　大脑中动脉瘤常合并脑内血肿，埋于额叶或颞叶，须充分打开外侧裂，分离到脑实质内找到动脉瘤。对于动脉瘤位于大脑中动脉主干，脑压不太高者可先显露同侧视神经及外侧颈内动脉，然后沿颈内动脉向远端分离，便可找到动脉瘤。

3、分离、夹闭动脉瘤　大脑中动脉瘤常与载瘤动脉粘连较紧。应在显微镜下仔细分离出动脉瘤颈后瘤夹，予以缓慢夹闭。

第四节　　经鼻蝶窦入路垂体瘤切除术

【适应症】

1、垂体微腺瘤。

2、突入到蝶窦的肿瘤。

3．有前置型视交叉或间隙狭小无法经颅切除的肿瘤。

4、不能耐受开颅者。

【术前准备】

1、CT、MRI 以排除其他鞍区病变。

2、蝶鞍侧位片，有助于了解蝶鞍与蝶窦的关系和形态。

【麻 醉】

气管内插管全身麻醉。

【体 位】

平卧位，头稍后仰。

【手术步骤及配合】

1、常规消毒铺巾后，鼻孔填入浸以肾上腺素的棉片，约 2 分钟后取出。

2、用鼻扩张器撑开鼻孔，分离鼻中隔两侧的黏膜直到蝶窦前壁。

3、用鼻中隔咬骨钳将鼻中隔扭断取出，保留，作为修补蝶鞍骨窗之用。

4、凿开蝶窦前壁，充分显露鞍底。在中线处凿开鞍底，“十”字形切开硬脑膜。

5、见肿瘤挤入蝶窦，用吸引器吸除肿瘤，再用刮匙刮除。

6、肿瘤切除后妥善止血，用骨片修补蝶鞍骨窗。用凡士林纱条填塞两侧鼻孔。

第二十一章　骨、创、手足外科手术配合

第一节　拇趾趾尖移植再造于手指指尖术

【适应症】

拇趾或手指指尖缺损。

【麻 醉】

臂丛加硬膜外麻醉。

【体 位】

平卧位。

【物品准备】

手足外常规器械包 1 个，显微器械 1 套，显微镜，1 台，电动气压止血仪 1 台。

【手术步骤及配合】

1、常规消毒皮肤，铺无菌巾。

2、设 计　按伤指情况在趾甲中分以远设计，拇趾胫侧保留一舌形瓣在拇趾，趾尖腓侧近端设计一三角形皮瓣。

3、切开皮肤　先在趾背部解剖趾背静脉，向近端游离适当长度后切断，再顺静脉属支向埆趾腓侧趾端解剖游离至拇指指尖，在趾蹼处解剖出跖背动脉与跖底动脉及其吻合后发出的拇指腓侧趾底动脉。解剖游离拇趾腓侧趾底动脉神经，切断结扎拇横动脉，继续向远端游离血管神经束至趾尖悱恻设计线，按设计线在拇趾甲的胫侧和近侧切开，按设计线在趾腹侧切开皮瓣的胫侧缘与近侧

缘。

4、截 骨　　用骨刀切断趾骨。

5、断 蒂　　将切下的趾提起；拇趾腓侧趾有动脉神经，在适当部位切断。

6、趾体移植至手指残断。

7、固定指骨。

8、吻合血管神经。

9、供区处理　将拇趾末节趾骨缩短，拇趾趾端皮肤调整后直接缝合。

第二节　断耳再植术

【适应症】

全耳或半耳完全或不完全离断，软组织挫伤不重。

【麻 醉】

局麻或全麻。

【体 位】

侧卧位。

物品准备　　显微外科手术器械包 1 个，大敷料包 1 个，中单 1 个，手术显微镜 2 台。

手术步骤及配合　以全耳完全离断再植为例。手术分两组同时进行。

（1 组）

1、离断耳体无菌皂液刷洗，双氧水盐水冲洗 3 遍。

2、铺设手术桌，0．5％碘附消毒断耳。

3、镜下清创，同时探查并标记耳后动静脉、枕小神经、耳大神经发至耳部的分支及其他不知名血管神经。

（2 组）

1、平卧位　剃除头面部毛发，创面及周缘皮肤刷洗，用3%双氧水、生理盐水冲洗3遍。

2、常规碘附消毒皮肤，铺无菌巾单；面部贴无菌手术膜。

3、创面镜下清创，清除挫伤失活组织，探查并标记相应动脉静脉及神经。

4、清创完毕后，断耳移至创面复位，用5—0可吸收缝线缝合耳软骨，依次用12—0无创伤缝线吻合2—4条静脉，11—0无创伤缝线缝接所有神经，12—0无创伤线吻合耳后动脉及另一条动脉。

5、用5—0丝线缝合皮肤，用无菌纱布疏松包扎。

第三节　颈椎前路钛板内固定术

【适应症】

1、颈椎骨折并不稳定，尤其伴随严重楔形病变和压缩或爆散骨折。

2、颈椎骨折脱位。

3、行部分或全部椎体切除脊髓，减压植骨融合。

4、切除颈前路椎间盘，植骨融合。

5、椎体肿瘤，行肿瘤切除。

【麻 醉】

颈神经丛阻滞麻醉。

【体 位】

仰卧位，头稍偏向对侧。

【物品准备】

颈椎前路器械包1个，电刀电凝、骨蜡、明胶、海绵、手术贴膜、无菌大敷料包1个，腹被，一次性吸引管。

【手术步骤及配合】

1、常规消毒皮肤，铺无菌单。

2、切口　颈前路右侧横切口。

3、显露椎体前方　按术前设计的切口切开皮肤、皮下组织及颈阔肌，松解颈深筋膜，沿胸锁乳突肌内侧缘分离内脏鞘与血管鞘，并将内脏鞘牵向内脏血管鞘牵向外侧达椎前筋膜。切开椎前筋膜，显露椎体及椎间盘。在显露中彻底止血，避免损伤喉返神经。

4、X 线定位　将球后针头插入到假定的椎间隙后，C 形臂透视定位。其他定位方法还有触摸颈 6 横突前结节和通过甲状腺下动脉定位。

5、脊髓减压或脱位复位　确定需手术的部位后，切除需切除的椎体、椎间盘或肿瘤组织脊髓。减压充分后，取髂骨修整后植入椎体间行椎体间融合，融合或复位满意后，将椎体前方修整平坦，以利植入钛板。

6、钛板的选择　根据手术的范围选择合适的钛板，以保证螺钉固定于椎体的上半部，这样可防止螺钉进入融合区域上方或下方的椎间盘。

7、钛板的植入　将钛板放置合适后，先用临时固定钉将钛板对角临时固定，在专用钻头导向器的辅助下钻第一个孑 1，用专用丝锥攻丝后，用十字椎拧人螺钉。用同样的方法钻孔后拧入其他 3 颗螺钉。螺钉的拧入：应当先将对角线位置的螺钉拧入，然后拧入其余者。钻孔时，头端的两枚螺钉钻孔及拧入的方向应当向头端倾斜 12^0，向内倾斜 10^0，其余螺钉的拧入方向均向内倾斜 10^0。当将所有的螺钉拧紧并使钉帽完全陷入钛板后，最后拧入锁钉，使大螺钉的螺帽膨胀并锁定在钛板上。

8、冲洗切口，清点器械、敷料、缝针，置引流条，缝合切口。

9、刀口覆盖无菌纱布及敷贴。

10、术后 3 天戴颈围保护下床活动。需戴颈围保护 6-8 周。

第四节　膝关节镜检查术

【适应症】

1、膝关节损伤　如半月板损伤，交叉韧带损伤等。

2、各种慢性非感染性关节炎。

3、膝关节肿瘤、绒毛色素结节性滑膜炎等。

【麻 醉】　持续硬膜外麻醉。

【体 位】　取平仰卧位，两下肢在膝部弯曲垂下。

【物品准备】

1、设备　关节镜，冷光源，摄像、显像、录像系统

2、手术器械　进水套针、关节镜套针、探针、剪刀、咬滑钳、刮匙、软骨切削器。

【手术步骤及配合】

1、膝关节消毒后，将髌骨推向外侧，于髌内上方用 18 号针头穿刺入膝关节腔，注入 20ml 1%利多卡因加 5 滴肾上腺素，达到止血目的。

2、于髌外上方（或内上方）做一小横切口，插入进水套筒，连接吊桶，向关节腔内注入生理盐水，使关节腔扩张，或冲洗出内容物。

3、于髌外下方（或内下）做一小横切口，插入关节镜套针，进入关节囊后换钝性针心，经髌股关节进入髌上囊，拔除钝性针心，换肘关节镜，连接冷光源、摄录像系统及吸引橡皮管等，在荧屏上观察关节内病变。

4、按髌上囊一膝内侧间隙一膝外侧间隙及髁间切迹的程序进行关节镜检查。必要时，检查膝关节后内、外侧间隙，这样可避免遗漏病变。

（1）髌上囊检查时　由髌上囊内侧向外移动关节镜，检查其内侧壁、顶壁及外侧壁。然后将关节镜稍后退，镜面朝向髌骨，直到看见髌骨上缘，检查髌骨底面各部。正常穹窿部呈圆幕状，滑膜薄而光滑，并可见其上的血管分布，有时可见胚胎残留的纵轴垂直的滑膜皱襞。炎症后的滑膜表面可见有绒毛状突

起，有时可见关节游离体。

（2）膝内侧间隙检查时 将关节镜沿股骨内踝关节面移向内侧，并逐渐屈曲膝关节，可看到膝关节内侧沟。将关节镜稍后退，即可观察内踝关节面。向外移动关节镜，即达股骨踝与胫骨平台间隙。将膝关节半屈曲，外旋外展小腿，使内侧关节间隙增宽，可见外侧半月板前脚及其在胫骨上附着点，屈曲 0^0-20^0 较易观察内侧半月板后角。

（3）膝外侧间隙检查时 将髂关节外旋，屈膝 20^0-80^0，压 迫膝内侧，使膝内旋。关节镜沿股骨外踝的外侧进入，可见到外侧沟，有时游离体亦藏于此处。将关节镜内移到关节间隙，可见外侧半月板后角。将关节镜后退，可见半月板底部及前角，外侧半月板后角则难以看到。

（4）踝间切迹检查时 屈膝 60^0—70^0，可见髌骨滑膜壁由前十字韧带上方踝间切迹到髌前脂肪垫，脂肪垫与外侧半月板比较靠近。如脂肪垫阻挡视野，可用探针挑开。在踝间切迹处由内侧向外侧观察，可见滑膜盖于前十字韧带，但后十字韧带不易观察到。由于有滑膜覆盖于韧带上，有时难以观察韧带是否断裂，可用探针钩动看其有否松弛。

5、若由内侧髌下入路，能较好地观察内侧半月板后角及外侧半月板前角边缘。此外，尚可由中央人路、髌上人路、膝后内侧人路、膝后外侧人路、髌旁人路等，视病变情况不同而用。

6、关节镜检查结束后，退出关节镜，用生理盐水充分灌洗关节腔，拔除关节镜套针，切口各缝合 1 针，无菌纱布覆盖，适当加压包扎。

第五节 腰椎间盘镜髓核摘除术

【适应症】

1、腰椎间盘突出症诊断明确，且经非手术治疗 3—6 个月无效，反复发作，症状严重，影响工作生活者。

2、突发性腰椎间盘突出症，根性疼痛剧烈，无法缓解者。

3、合并神经功能丧失或马尾神经功能障碍者。

4、不合并腰椎管狭窄的腰椎间盘突出症。

5、合并腰椎管狭窄是手术的相对适应症。

【麻 醉】

硬膜外麻醉或腰麻。

【体 位】

俯卧位。

【物品准备】

1、设备　光源，摄像监视系统，手术通道，自由臂，摄像头。

2、手术器械　髓核钳，枪钳，刮匙，探针。

【手术步骤及配合】

1、“C”臂X线机定位。

2、常规消毒皮肤，铺无菌单。

3、切口　旁正中切口，偏离后正中线0．5—1cm。

4、切开皮肤、皮下、神经筋膜，剥离椎旁肌肉组织。

5、安装工作通道和自由臂，放置内镜，调节视野与方位。

6、清除工作通道内的软组织　用安全钻切除部分椎板下缘和下关节突内侧缘，用刮匙沿椎板下缘剥离黄韧带，并将黄韧带切除。

7、暴露神经根和椎间盘　用神经根探子找到神经根，并拉向内侧，显露椎间盘。遇静脉层出血时可用双极电凝止血。

8、切除椎间盘；摘除髓核　如有狭窄，应行神经管扩大。

9、关闭切口　冲洗，止血，拔除工作通道，留置引流条，缝合深筋膜、皮下与皮肤。

10、术后睡硬板床，术后3天戴腰围下床活动，加强腰背肌锻炼。

第二十二章 腹腔镜手术配合

第一节 腹腔镜胆囊切除术

【适应症】

急性或慢性胆囊炎、胆石症、胆囊肿瘤。

【麻 醉】 静脉复合麻醉，气管内插管。

【体 位】 仰卧位，右腰背部垫一软枕。

【物品准备】

1、一般物品 腹腔镜器械包、大腹包、腹被、手术衣、吸引器、高频电凝仪、标本收集袋、止血纱布。

2、腹腔镜系列 25°内窥镜10mm1个、电视机转换器、冷光源、CO，气腹机、超声刀、气腹针、胆囊爪钳、胆囊穿刺针、引导棒、归位持针器、电凝钩、10mm钛夹钳、钛夹数个。长柄弯钳、剪及无创伤爪钳各1把，10mm穿刺锥2个，5mm穿刺锥1个。

【手术步骤及配合】

1、常规消毒手术野，铺无菌手术巾及大腹被。

2、器械护士应协助医生安置好各种管线（电视机转换器、气腹管、冷光源、超声刀、吸引器、高频电凝仪）。

3、建立气腹 首先用酒精棉球消毒脐窝，术者用11号小尖刀沿脐窝下缘作弧形1cm小切口达皮下，在切口两侧用巾钳提起腹壁，置入气腹针，然后与CO_2气腹机导管相连接，腹腔内压力一般成人为12～15mmHg，容量一般成人为4.5～5.5L/min。充气完毕，拔出气腹针。

4、用2把巾钳提起腹壁，用10mm穿刺锥经上述切口垂直旋转穿入腹腔，拔出针芯，迅速将CO_2导管与该鞘管侧孔连接，置入腹腔镜，首先探查胆囊三角及肝门周围的情况，分别在剑突下2～4cm，右锁骨中线肋缘下2～3cm处切一小口，置入10mm及5mm穿刺锥，术者左手持胆囊爪钳，右手持超声刀处理胆囊管及胆囊动脉，若胆汁淤积，胆囊膨胀，影响手术操作时，则需用胆囊穿刺针将胆汁吸出，以便于暴露手术野，或用长柄钳钳夹胆囊底部，用电凝钩或超声刀电凝周围组织。

5、胆囊管及胆囊动脉分别用钛夹夹闭并切断，然后用超声刀沿胆囊边缘切开浆膜，边切边用组织钳或引导棒分离，直至把胆囊由肝床上剥离下来。出血点可用电凝钩止血，亦可用止血纱布止血。胆囊切除后，肝床两侧之浆膜切缘可用4～0号可吸收线间断或连续缝合，覆盖粗糙面，胆总管放置“T”形管引流，两侧仍用4～0号可吸收线固定。

6、冲洗腹腔后，肝床下放置负压引流管引流，将切下的胆囊放入标本收集袋随100mm穿刺锥一并脱出腹外，排空腹腔内气体。

7、用8×20三角针半穿刺孔处皮肤缝俣，贴好刀口，手术完毕。

第二节　腹腔镜卵巢囊肿切除术

【适应症】

卵巢良性肿瘤未发生破裂、扭转（畸胎瘤、巧克力囊肿。）

【麻醉方法】

静脉复合麻醉，气管内插管。

【体 位】

仰卧位，骨盆抬高10～15°

【物品准备】

1．一般物品　　腹腔镜器械包、大腹包、腹被、手术衣、吸引器及高频电灼仪、标本收集袋。

2．腹腔镜系列　　25°内窥镜 10mm1 个、电视机转换器、冷光源、CO_2气腹机、超声刀、气腹针、双极电凝钳及线、剥离棒、妇科穿刺针（粗）、腹腔镜吸引器管（粗）、长柄弯钳、剪及无创伤爪钳各 1 把、转换器、10mm 穿刺锥 2 个、5mm 穿刺锥 1 个。

【手术步骤及配合】

1、术前用 14-18 号否留氏双腔尿管持续导尿，接尿袋。

2、常规消毒手术野，铺无菌手术巾及大腹被。

3、安装好各种管线，将内窥镜用防雾油处理好备用。

4、建立人工气腹　首先用酒精棉球将脐窝处污垢清除，再用 11 号尖刀片在脐中心下缘作弧形小切口，用布巾钳提起两侧腹壁，置入气腹针，以 1～2L／min 的流速向腹腔内注入CO_2气体，待腹腔内CO_2气体的容积、压力达到规定的数值时，见腹壁隆起，充气完毕，拔出气腹针。

5、用 2 把巾钳提起两侧腹壁，用 10mm 穿刺锥经上述切口垂直旋转穿入腹腔，拔出针芯，将CO_2导管与该鞘管侧孔连接，置入腹腔镜，观察子宫及卵巢囊肿的大小、位置及是否粘连等情况。在电视监视下，与脐部切口成等腰三角形的位置分别切一 10mm 及 5mm 小切口，刺入相应的穿刺锥，拔出针芯。

6、术者一手持无创伤爪钳，一手持超声刀推开肠管，并暴露囊肿。剥离周围粘连组织，如囊肿为浆液性，可先用穿刺针将瘤壁刺一小孔，将瘤体内的液体吸净再做处理。如为实性可用剥离棒完整地剥离下来，卵巢壁可用双极电凝止血，故不作其他处理。如囊肿有蒂，可用超声刀在距蒂部 0．5～1cm 处切断，也可用铗夹夹闭后用长柄剪刀剪除囊肿。

7、接冲洗管道，用 3000ml 生理盐水彻底冲洗腹腔（头高脚低位）。待腹腔内气体排空后拔出穿刺锥。

8、用 8×20 三角针 4 号线将穿刺孔处皮肤缝合，贴好切口，结束手术。

第三节　腹腔镜阑尾切除术

【适应症】

1、急性阑尾炎，经中西医结合治疗无效者。

2、慢性阑尾炎。

【麻 醉】

静脉复合麻醉，气管内插管。

【体 位】

仰中卧位（马氏点处垫一软枕）。

【物品准备】

1、一般物品　腹腔镜器械包、大腹包、腹被、手术衣、吸引器、高频电灼器、冲洗管道。

2、腹腔镜系列　25°内窥镜 10mm、5mm（小儿，备用）各 1 个、电视机转换器、冷光源、CO_2气腹机、超声刀、气腹针、长柄弯钳、剪及无创伤爪钳各 1 把、10mm 穿刺锥 2 个、5mm 穿刺锥 1 个（如小儿则需 5mm 锥 3 个）、10mm 钛夹钳 1 把（小儿，备用 51mm）、钛夹若干个、转换器 1 个。

【手术步骤及配合】

1、常规消毒手术野，铺无菌手术巾及大腹被。

2、器械护士应协助医生安置好各种管线（电视机转换器、CO_2气腹机、超声刀、高频电灼仪、吸引器及冲洗管道）。将防雾油均匀地涂抹于内窥镜表面（避免镜头进入腹腔后，腹腔内温度升高造成镜面雾层，影响视野）。

3、首先建立气腹　脐部用酒精棉球将其污垢彻底清除。术者用 11 号小尖刀在脐中心下缘作弧形 1cm 切口达皮下，同时用 2 把巾钳将切口两侧提起置入气腹针，然后与气腹机导管相连接，腹腔内压力一般成人12～15mmHg，小儿10～12mmHg为宜。腹腔内CO_2气体的容量一般成人为4.5～5.5L，小儿为2.5～3.51均可。气腹机的流速一般为1～2L/min。充气完毕，拔出气腹针。

4、用2把巾钳提起腹壁，用10mm穿刺锥经上述切口垂直旋转穿入腹腔，拔出针芯，迅速将CO_2导管与该鞘管侧孔连接，置入腹腔镜，探查腹腔内阑尾的位置、有无穿孑L及周围组织粘连。

5．如确定可行腹腔镜手术后，在电视内窥镜的监视下，在阑尾马氏点处的上端及左侧2～4cm处，用11号小尖刀分别切10mm和5mm的小切口各一个，刺入10mm和5mm穿刺锥，然后用长柄无创伤爪钳及弯钳从穿刺鞘进入腹腔（10mm穿刺锥应套一转换器），提起盲肠寻找阑尾，用弯钳钳夹系膜，提起阑尾，用超声刀切断阑尾系膜，距阑尾基底部0.5～1cm处用2～3个钛夹夹闭阑尾并依次切断，从10mm的穿刺锥内将阑尾脱出腹外，阑尾基部如有出血可用超声刀止血，然后用石炭酸、酒精、盐水棉球（2～3mm大小），分别消毒阑尾残端，化脓性阑尾炎可用500ml生理盐水冲洗腹腔（头高脚低位）。

6．用8×20三角针4号线将穿刺孔处皮肤缝合，贴好切口，结束手术。

第四节 腹腔镜输尿管切开取石术

【适应症】

1、结石较大不能排出，合并肾盂、输尿管积水者。

2、输尿管结石合并其他病变需手术矫治者。

3、输尿管结石合并感染，药物治疗无法控制或结石完全梗阻而致尿闭者。

【麻 醉】

静脉复合麻醉，气管内插管。

【体 位】

侧卧位或仰卧位，根据结石部位确定。

【物品准备】

1、一般物品　　腹腔镜器械包、大腹包、腹被、手术衣、吸引器、高频电灼仪、4—0号可吸收线1根、双“J”形管1根、输尿管导管1根。

2、腹腔镜系列　　25°内窥镜10mm1个、电视机转换器、冷光源、CO_2气腹机、超声刀、气腹针、长柄弯钳、剪、无创伤钳各1把、电凝钩、归位持针器、转换器、10mm穿刺锥2个、5mm穿刺锥1个。

【手术步骤及配合】

1、先戴无菌手套消毒会阴，插16号否留氏双腔导尿管，接尿袋于手术床边，目的是排空膀胱，便于操作。

2、常规消毒手术野，铺无菌手术巾及大腹被。

3、按常规安置好手术中用的各种导线（电视机转换器、冷光源、气腹管、吸引器及高频电凝、超声刀)，将内窥镜用防雾油处理好备用。

4、建立气腹　术者用11号小尖刀在结石侧腰部腋前线作1cm小切口达皮下。在切口两侧用双手提起腹壁，置入气腹针，与气腹机导管相连接。气腹机以流速1—2L/min的速度向腹腔注入CO_2气体(此时将手术床摇成头低脚高位)，待腹部明显隆起，腹腔内容量达4.5升左右，压力维持在12—15mmHg时，拔出气腹针。

5、用2把巾钳提起腹壁，用10mm穿刺锥经上述切口垂直旋转穿入腹腔，拔出针芯，迅速将CO_2导管与该鞘管侧孔连接，置入腹腔镜探查结石部位。

6、根据结石在输尿管位置（上段输尿管结石可取腰部斜切口，中、下段输尿管结石取下腹部斜切口）分别切一小切口，置入10mm及5mm的穿刺锥，术者用分离钳分离输尿管，于结石上、下两端用8号橡胶尿管提起输尿管，分离输尿管床，出血点可用电凝钩或超声刀止血。用长柄剪刀在输尿管管壁上剪一小口将结石取出，再用套有转换器的无创伤爪钳从10mm的穿刺锥内将结石取出体外。

7、用5号输尿管导管从切口处插入输尿管上、下两端。用20ml针管抽生理盐水往其注入检查输尿管是否通畅（先上后下）。如有梗阻，考虑是否有结石残留；如通畅则取出支架管。

8、将双“J”形导管涂以液状石蜡置入输尿管内，近端部分引入肾盂内，远端插至膀胱内，以后可通过膀胱镜取出，最后用4—0号可吸收线间断缝合输尿管壁。放置负压引流管，分离气腹导线。待腹腔内气体排空后，取出穿刺鞘，以免形成皮下气肿，缝合切口皮肤，贴好切口，结束手术。

第二十三章　小儿外科手术配合

第一节　脊髓监护下显微外科方法行脊髓栓系松解术

【适应症】

各种原因引起的脊髓栓系病人。

【麻醉方法】

气管插管全麻。

【体位】

俯卧位。

【手术步骤及配合】

1、棘突上直切口，切除硬膜。

2、解除脊髓栓系（显微镜下操作）切除异常的软骨纤维带和增厚的黄韧带，使硬脊膜充分游离，解除脊膜受压和栓系。

3、在脊膜囊的两侧探查腰骶神经，安装电刺激仪。如有粘连应予以游离和松解。

4、将紧张增厚的终丝切断，切断部位宜在最低点。切断前应先结扎，防止出血。

5、逐层关闭。

第二节　经前后路Ⅰ期腰椎半锥体切除术

【适应症】

分解完全的半锥体畸形引起明显的脊柱侧凸畸形，并畸形不断加剧。

【麻醉方法】

气管插管全麻。

【体　位】

侧俯卧位。

【手术步骤及配合】

1、取半锥体侧的腹部前外侧切口，逐层切开。

2、由腹膜外游离显露半锥体。

3、C 臂透视定位后，切除半锥体及上、下的椎间盘。

4、由后路脊柱正中纵切口，显露半锥体的椎板，切除其锥体及椎弓根。

5、手术中要特别注意避免损伤硬膜及脊神经根。

6、于半锥体上、下锥体打入螺丝钉。

7、闭合切除半锥体后留有间隙，前后路植骨融合。

8、石膏外固定。

参考文献

[1]邓小明，姚尚龙，于布为，等.现代麻醉学[M].第5版.北京：人民卫生出版社，2021.

[2]庄心良，曾因明，陈伯銮.现代麻醉学[M].第4版.北京：人民卫生出版社，2016.

[3]刘进，熊利泽.麻醉学[M].第3版.北京：人民卫生出版社，2015.

[4]郭曲练，姚尚龙.临床麻醉学[M].第4版.北京：人民卫生出版社，2016.

[5]徐启明，李文硕.临床麻醉学[M].第2版.北京：人民卫生出版社，2005.

[6]杭燕南，王祥瑞，薛张纲，等.当代麻醉学[M].第2版.上海：上海科学技术出版社，2013.

[7]张建友，唐苏红，王溢鑫，等.术后镇痛中阿片类药物的不良反应及处理[J].临床麻醉学杂志，2003，19(5):319-320.

[8]裴玲琪,周怡宏,林世德，等.麻醉深度监测的进展[J].中华麻醉学杂志，2002，22(11):697-699.

[9]林姝池，刘金东.麻醉学科发展与展望[J].中华医学杂志，2002，82(20):1364-1366.

[10]周洁,丁益群.临床麻醉学研究进展[J].中华麻醉学杂志，2001，21(10):637-638.

[11]彭瑞，徐晨阳.麻醉与免疫[J].中华麻醉学杂志，2004，24(11):877-878.

[12]苏敬允，崔艺峰，李馨，等.不同麻醉药物抗抑郁作用及其机制的研究进

[13]高艳敏.手术室护理.[M]北京：科学技术文献出版社.2006.

[14]朱丹.手术室护理学.[M]北京：人民卫生出版社.2008.

[15]魏革、刘苏君等.手术室护理学[M]第3版.北京：人民卫生出版社.2014.